Emiko Iwamoto

Jus Santé *maison*

LAROUSSE

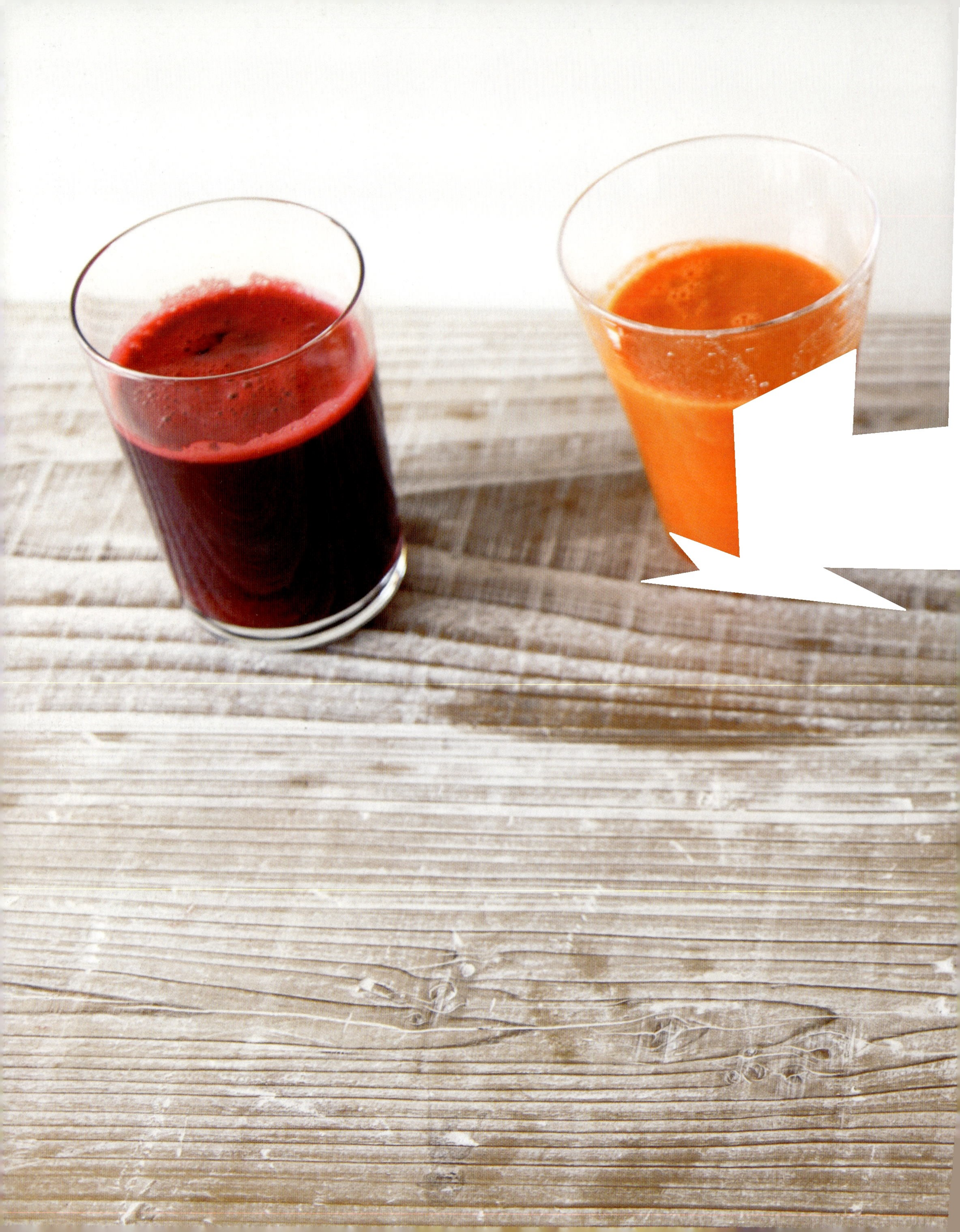

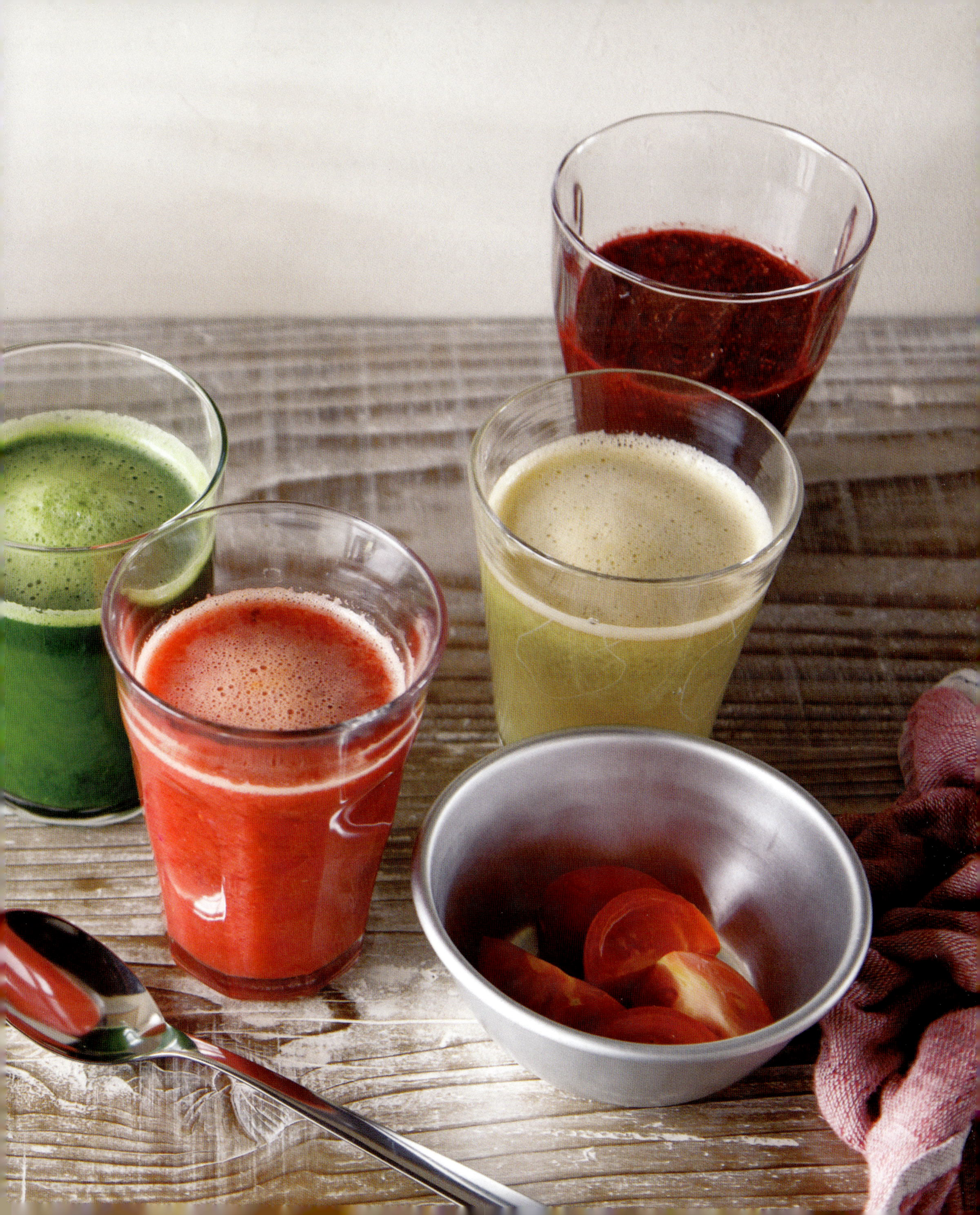

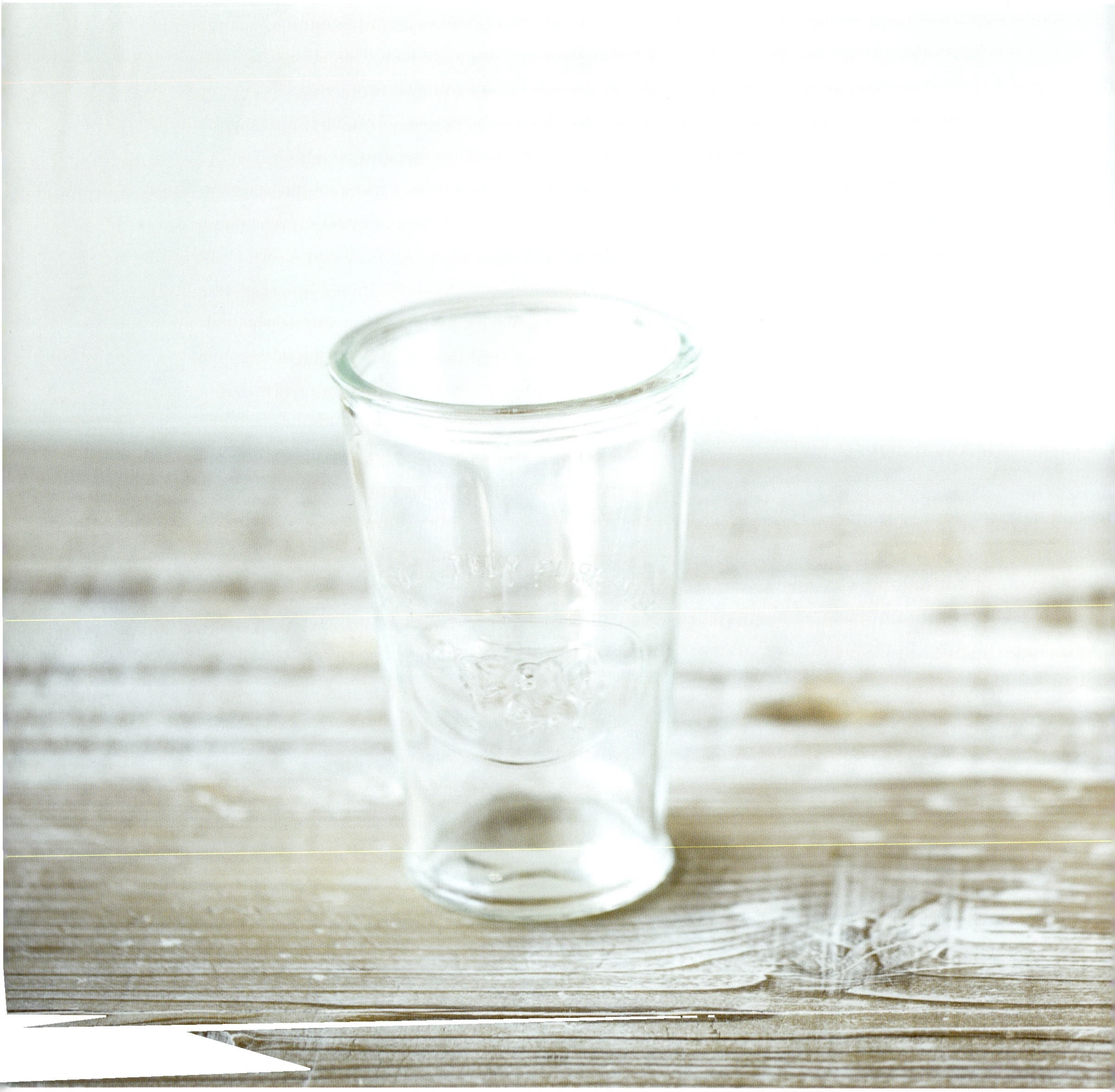

Consommer des jus crus pressés à froid pour conjuguer gourmandise et santé !

L'alimentation est en relation directe avec la santé et la beauté.
Mais notre époque est assez versatile, voire volage… En matière alimentaire, on observe le même phénomène qu'en matière de mode : l'enthousiasme initial cède vite la place à la lassitude !

Pour ma part, dans mon travail par exemple, je commence toujours par essayer. « Est-ce que cela vaut la peine de persévérer ? », « Est-ce à garder ou à rejeter ? » Bien sûr que je me pose ces questions… Mais en toute honnêteté, j'avoue faire partie des gens qui décident plus avec le cœur qu'avec la tête !
Il suffit parfois d'un tout petit rien qui provoque un grand déclic pour que je me passionne durablement pour quelque chose… C'est en l'occurrence ce qui s'est passé quand j'ai découvert les jus crus pressés à froid !

Les jus crus m'ont séduite et je ne m'en lasse pas pour diverses raisons :

- Un seul verre de jus de fruits ou de légumes apporte quantité de nutriments bénéfiques à l'organisme : enzymes, vitamines, minéraux, etc.
- Quand on prépare des jus crus, rien n'est perdu ! Avec un peu d'imagination, la pulpe pressée qui reste dans l'extracteur peut être réutilisée pour réaliser toutes sortes de recettes !
- Je prépare des jus crus pour tous les membres de ma famille et éprouve une grande fierté à me dire que je contribue à leur bien-être !
- Je ressens aussi une grande satisfaction à me régaler tout en prenant soin de moi-même !

Les recettes que je vous propose de découvrir dans cet ouvrage ont toutes été soigneusement réfléchies pour enchanter autant les papilles que les pupilles : couleurs et saveurs avant tout !
Les jus ont beau être bénéfiques pour la santé, qui serait assez stoïque pour les boire régulièrement si leur goût est rebutant ?

Emiko Iwamoto

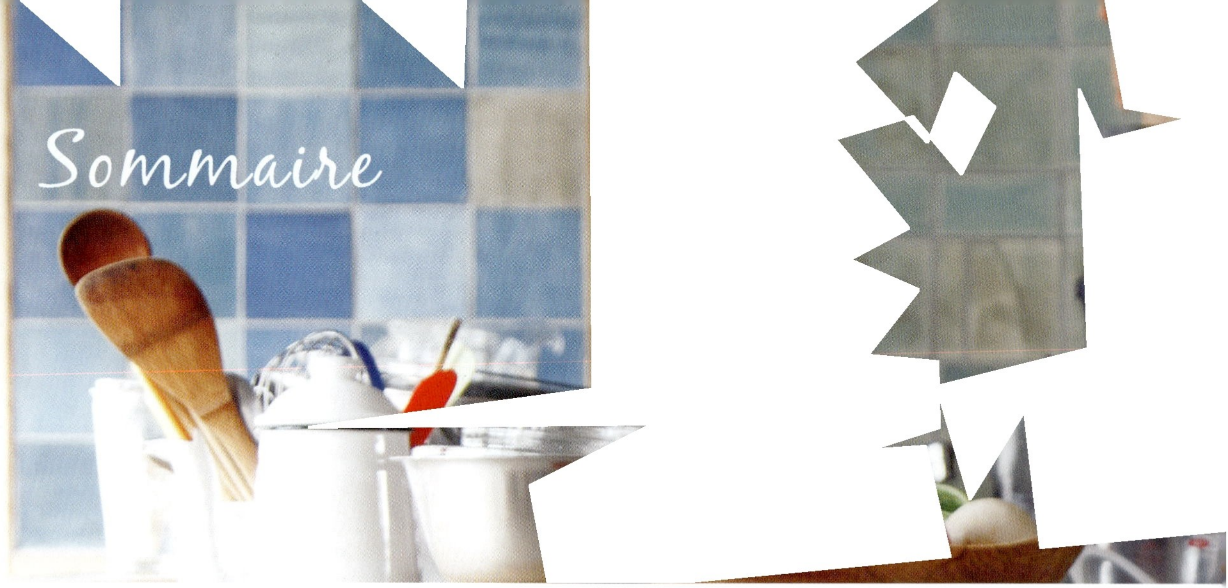

Sommaire

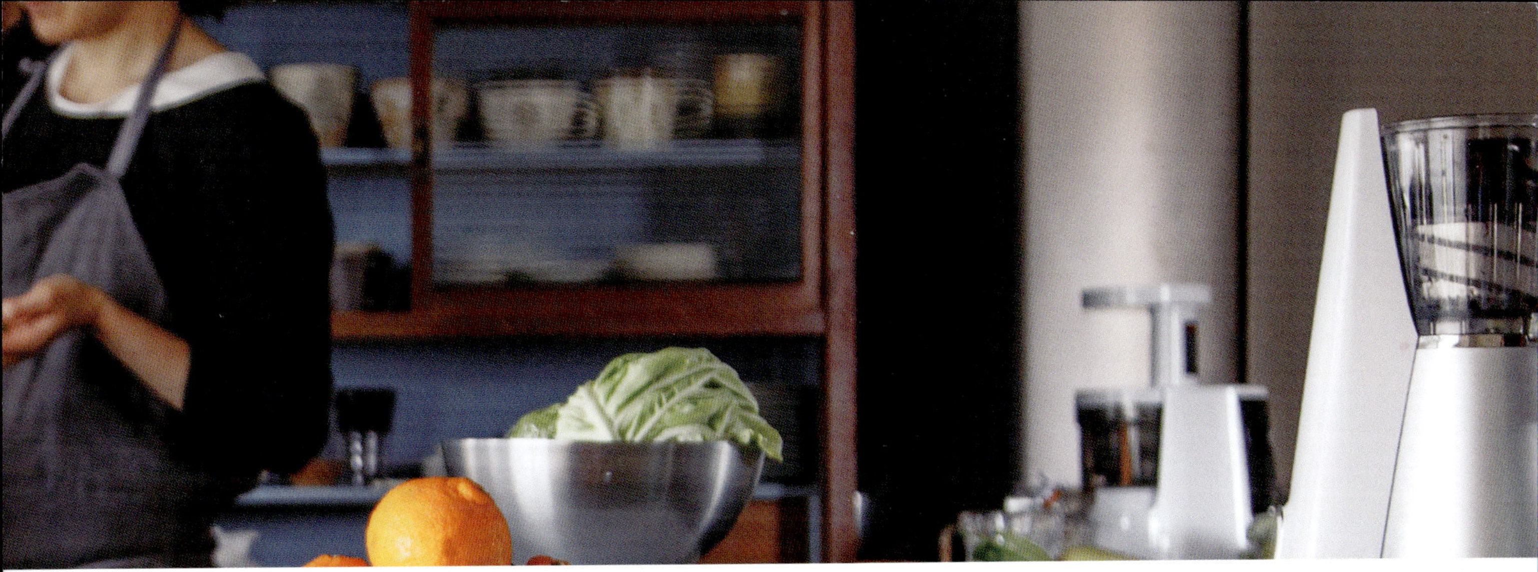

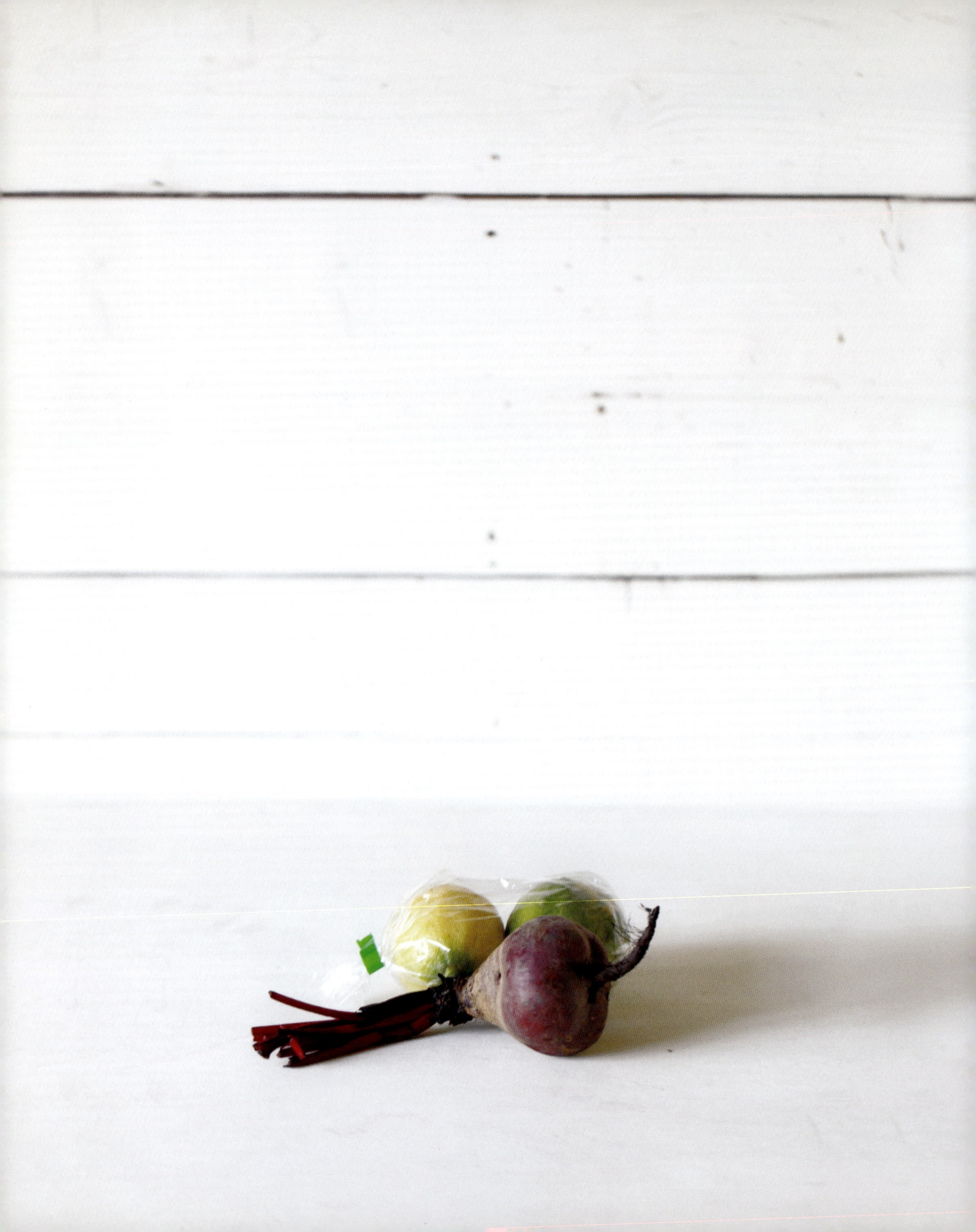

Chapitre 1

LES BASES

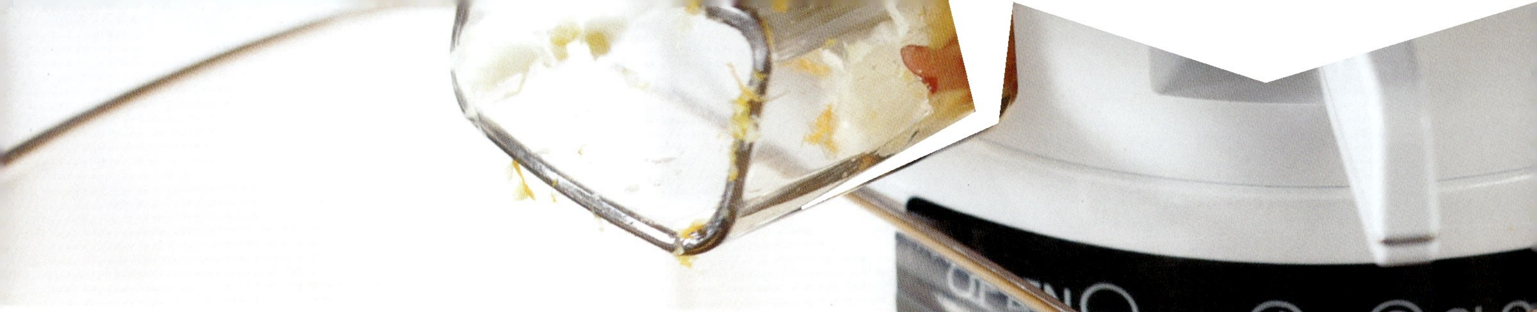

Un jus cru pressé à froid : qu'est-ce que c'est ?

Il s'agit d'un jus extrait d'un fruit ou d'un légume n'ayant pas subi de traitement thermique. En anglais, on désigne ce jus par deux expressions concurrentes : « *cold pressed juice* » ou « *raw juice* ».

Le terme anglais *raw* signifie « cru ». Vous avez peut-être déjà entendu parler de *raw food* ? En français, cette expression est traduite par « cuisine crue ». Mais il s'agit en fait d'aliments cuisinés à une température ne dépassant jamais 42° C. Au-delà de ce seuil, les enzymes sont détruites. Un « jus cru » est quant à lui véritablement « cru ». Il est obtenu par pression à froid. En clair, le jus est extrait grâce à un appareil doté d'un moteur à rotation lente qui fait tourner une hélice (appelée « tarière ») qui broie la pulpe avant de la presser.

Les extracteurs de jus à froid fonctionnent selon un procédé qui s'apparente à l'utilisation d'un mortier ou d'un presse-citron. Les éléments nutritifs essentiels à notre santé que sont les enzymes, les vitamines et les minéraux sont pleinement préservés.

Les blenders ou les centrifugeuses ne permettent pas d'obtenir des « jus crus ». Ces appareils sont équipés de lames ou de râpes tournant à vitesse élevée et générant de la chaleur par frottement.

LES ENZYMES ET LEURS BIENFAITS

Les enzymes, les vitamines et les minéraux résistent mal à la chaleur et une bonne partie d'entre eux est détruite lors de la cuisson des aliments. Pour profiter pleinement des nutriments des fruits et légumes, il est préférable de les consommer quasi crus.

Les enzymes sont des protéines qui interviennent dans les réactions chimiques permettant la digestion, l'assimilation des nutriments, le renouvellement cellulaire ou l'excrétion des déchets alimentaires.

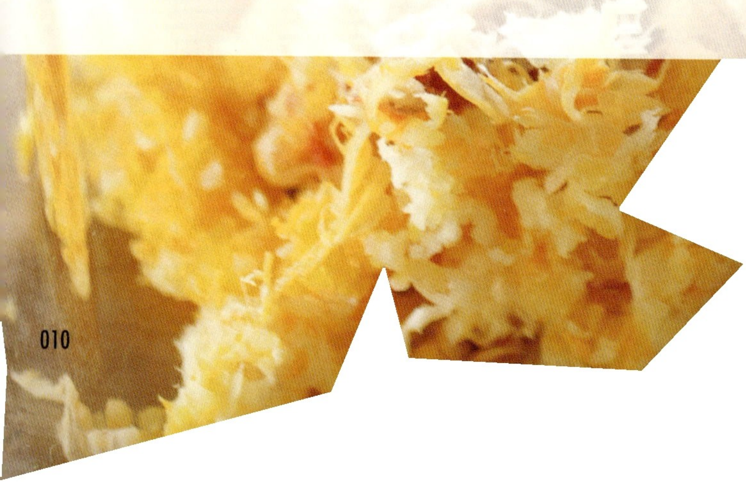

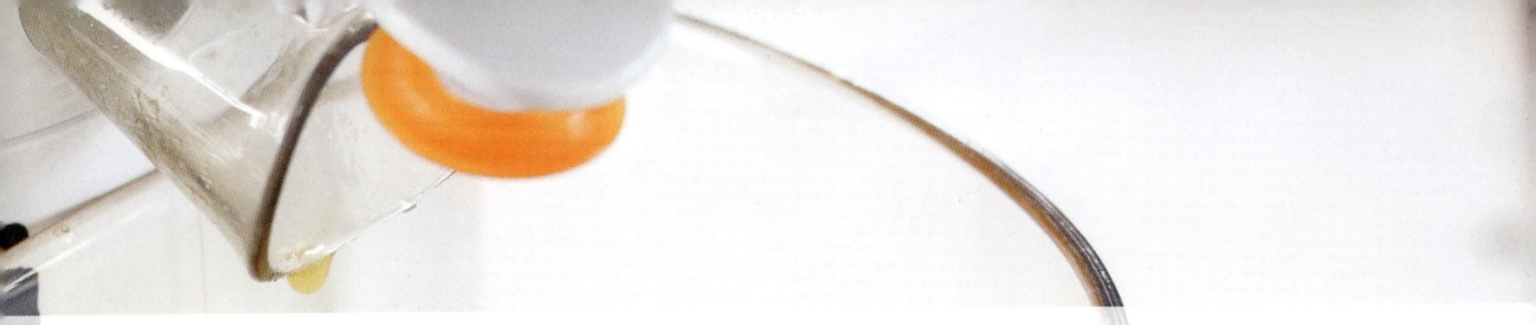

Il en existe deux types : d'une part, les enzymes alimentaires ; d'autre part, les enzymes produites par notre propre organisme.

Les premières sont apportées par les aliments ingérés. Ceux qui n'ont subi qu'une faible cuisson ou les aliments fermentés possèdent une forte teneur en enzymes.

Celles produites par notre organisme sont les enzymes métaboliques et les enzymes digestives. (D'après certaines études, la quantité d'enzymes que notre organisme est capable de produire au cours de sa vie serait limitée.)

- Les enzymes digestives interviennent dans la digestion et l'assimilation des nutriments.
- Les enzymes métaboliques interviennent dans le renouvellement cellulaire, l'élimination des toxines ou le renforcement du système immunitaire. Elles sont essentielles à notre santé.

Des études scientifiques ont démontré que lorsque l'alimentation était pauvre en enzymes, l'organisme produisait beaucoup d'enzymes digestives, mais beaucoup moins d'enzymes métaboliques.

Pour plus de clarté, un exemple : quand on consomme beaucoup de viande (la viande est un aliment difficile à digérer) et de légumes cuits, c'est-à-dire des aliments pauvres en enzymes, leur digestion demande à l'organisme de produire beaucoup d'enzymes digestives. À l'inverse, si on consomme des aliments peu cuits, les enzymes déjà présentes dans ceux-ci allègent le processus de digestion et l'organisme n'a pas besoin de produire beaucoup d'enzymes digestives. Moins sollicité par la digestion, l'organisme produit alors des enzymes métaboliques en plus grande quantité.

Plus l'organisme produit d'enzymes métaboliques, plus le renouvellement cellulaire est stimulé. La peau est plus belle, on reste jeune !

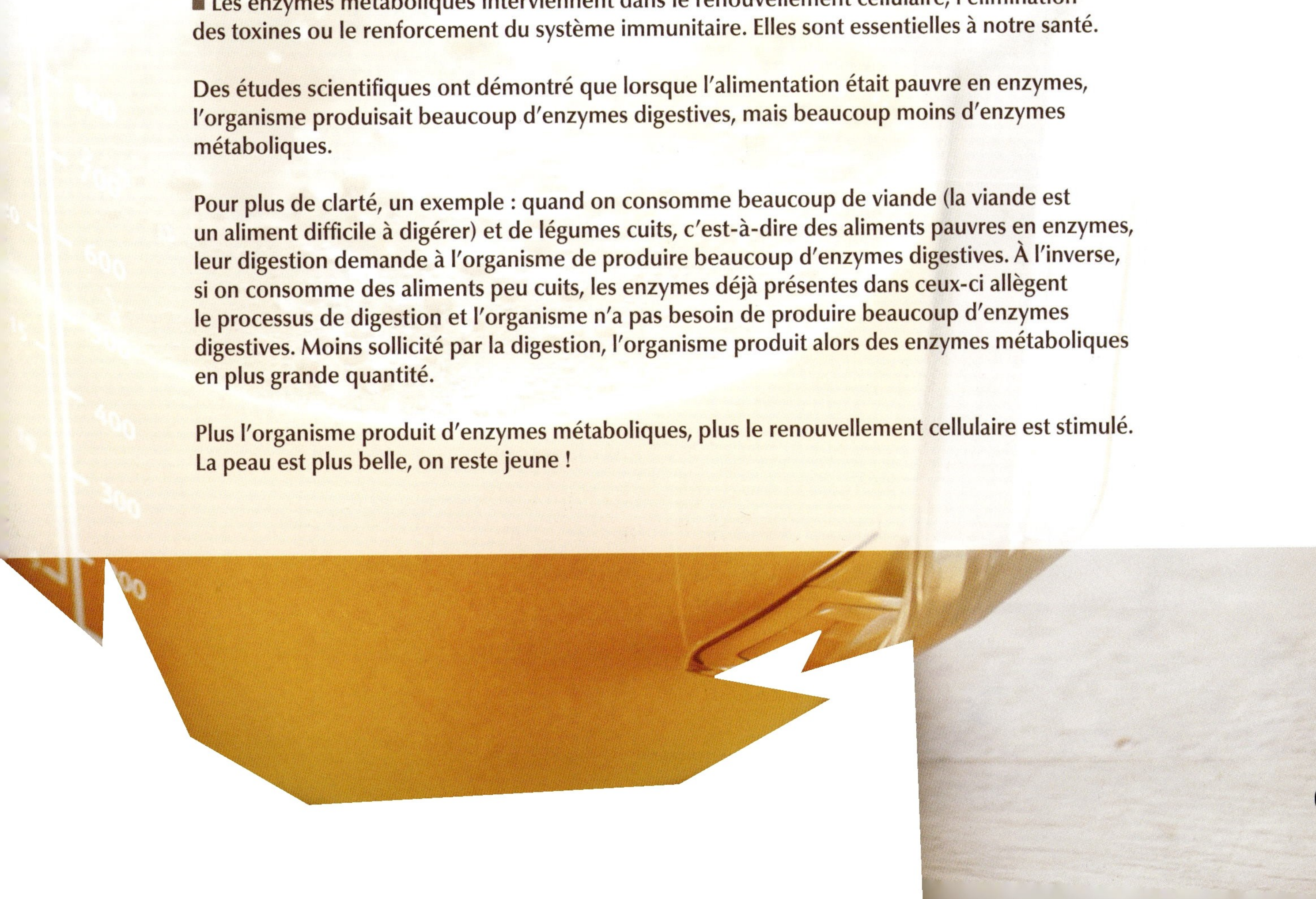

Qu'est-ce que les jus crus

Ils se différencient des smoothies et autres jus en bien des points !

JUS CRUS

(jus pressés, jus vivants...)

PROCÉDÉ D'OBTENTION

La pulpe est pressée lentement et à froid, à la main ou à l'aide d'un extracteur à rotation lente.

AVANTAGES

- Le pressage s'effectue lentement et à froid : ce procédé génère peu de chaleur. Les nutriments sont mieux préservés.
- Ils se conservent plusieurs jours dans un bocal hermétique. Il est possible de les congeler.
- Les fibres étant éliminées, ils se digèrent plus vite.
- Leur texture est fluide et ils sont faciles à boire.
- Un seul verre de jus apporte une grande quantité de nutriments.

INCONVÉNIENTS

- Leur préparation nécessite de faire l'effort de réunir plusieurs ingrédients.
- Il reste des déchets dans l'extracteur..., mais ce n'est pas forcément un inconvénient ! Voir les recettes p. 92 : comment utiliser les restes de pulpe après extraction du jus ?

BEAUTÉ
Riches en enzymes, ils ont une action anti-âge très appréciable !

SANTÉ
Ils concentrent le meilleur des légumes et des fruits : les bienfaits de dix assiettes de légumes en un seul verre !

DÉTOX
Ils ménagent le système digestif et aident à éliminer les toxines. Ce sont de précieux alliés des régimes minceur !

CONSERVATION
Ils se conservent très bien ! On peut les préparer bien à l'avance : la veille pour le petit-déjeuner ou pour le déjeuner ! Pour gagner du temps, on peut en préparer une grande quantité en une seule fois !

pressés à froid ont de plus ?

SMOOTHIES

PROCÉDÉ D'OBTENTION

La pulpe est râpée ou broyée à grande vitesse. Les smoothies se préparent avec un blender ou avec une centrifugeuse équipée d'un accessoire spécial smoothies.

AVANTAGES

- Les fibres sont conservées : elles sont utiles à l'organisme, car elles facilitent le transit intestinal.
- La texture étant relativement épaisse, ils procurent une sensation de satiété.

INCONVÉNIENTS

- La vitesse de rotation élevée des lames du blender ou de la centrifugeuse génère de la chaleur. Les vitamines et les enzymes sont en partie détruites.
- Les smoothies doivent être immédiatement consommés. Si l'on attend trop, la pulpe broyée s'oxyde ou se dépose au fond du verre.

AUTRES JUS

(jus du commerce, industriels...)

AVANTAGES

- Ils ne nécessitent aucune préparation : ils sont immédiatement consommables.

INCONVÉNIENTS

- Subissant un traitement thermique pour satisfaire à des normes d'hygiène et de conservation, les jus du commerce sont souvent pauvres en vitamines, en enzymes et en minéraux. Leur qualité nutritionnelle n'est pas optimale.
- Ils contiennent en général des additifs : arômes artificiels ou conservateurs.

Cultivez dans la durée le plaisir de boire des jus crus !

Bien des personnes commencent à boire des jus dans le cadre d'une diète dépurative appelée « fasting », très en vogue au Royaume-Uni. On l'appelle aussi « Fast diet » ou « régime 5:2 » (dans une semaine, on mange 5 jours et on jeûne 2 jours). Il s'agit de pratiquer un semi-jeûne de courte durée : deux jours par semaine, on réduit drastiquement les apports caloriques, tout en privilégiant des ingrédients riches en enzymes. Les cures de trois jours à base de jus seraient particulièrement efficaces.

Mais remplacer tous les repas par des jus, c'est mettre d'emblée la barre un peu trop haut… Pour prendre soin de sa santé, la meilleure méthode ne consiste-t-elle pas à prendre l'habitude de boire des jus régulièrement, en se faisant plaisir ?

Pour commencer en douceur, vous pouvez accompagner vos repas d'un jus cru ou bien en boire un entre les repas. Vous pouvez ensuite essayer de remplacer un repas par un jus cru. S'il vous semble fastidieux de réunir tous les ingrédients listés dans une recette, vous pouvez d'abord tester les jus à base de deux ingrédients (voir p. 76). Pour renouveler le plaisir, pensez aussi à varier les saveurs en ajoutant des superaliments ou des épices (voir p. 66).

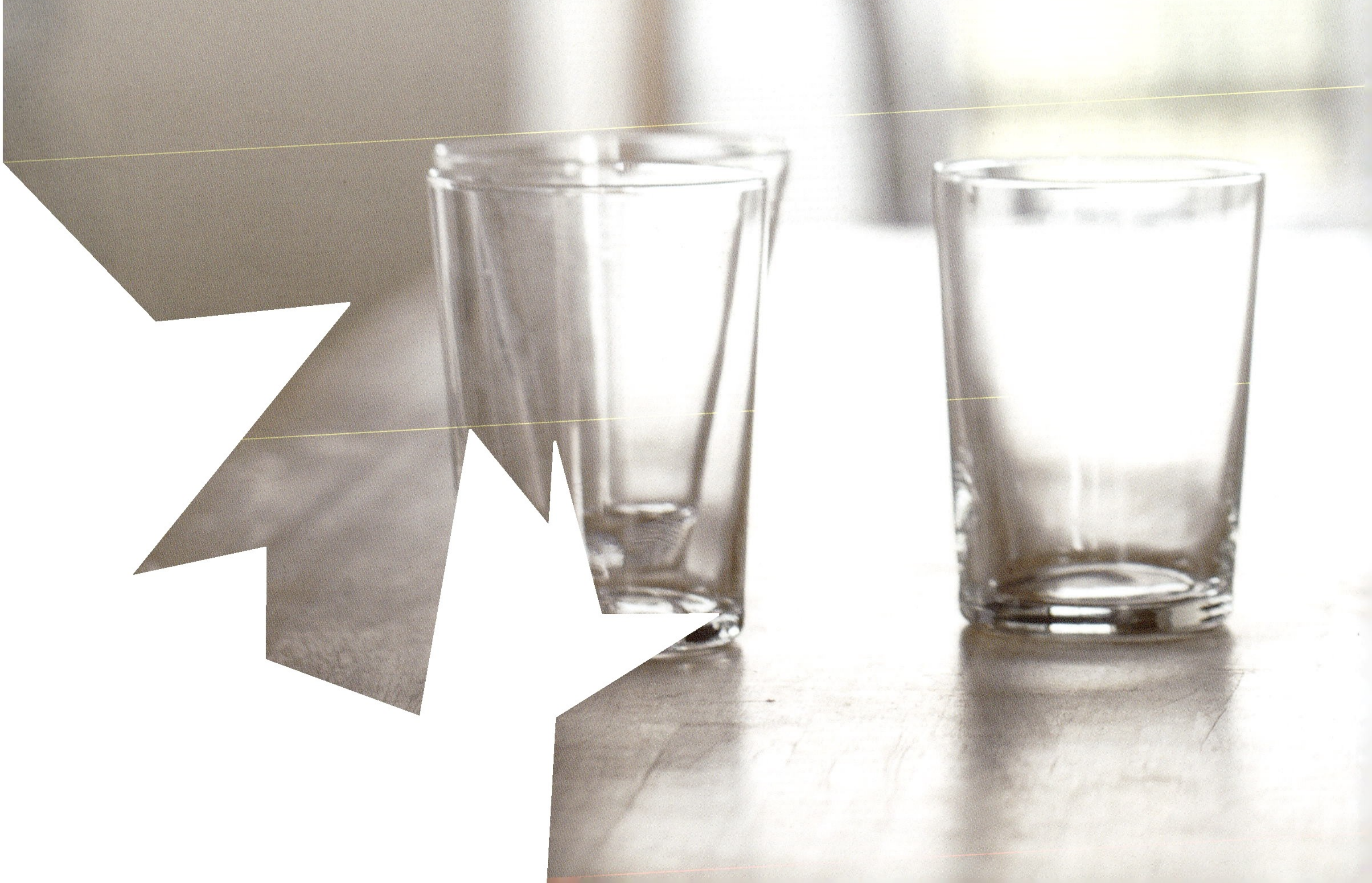

Pour ma part, je bois un jus cru, de préférence le matin, quand je me dis « J'ai un peu trop mangé ces derniers temps » ou quand je manque d'énergie. Je pratique également régulièrement des cures d'une journée (voir p. 84). Pour en retirer le maximum de bienfaits, dès la veille, je prends des repas essentiellement composés de légumes. La transition est plus douce.

Consommer des jus crus soulage le système digestif et contribue à stabiliser l'humeur. Essayez et vous verrez ! La sensation de bien-être que vous éprouverez vous donnera envie de continuer !

Vous pouvez noter au préalable sur un calendrier les jours que vous décidez de consacrer aux jus crus. Vous pouvez aussi vous fixer un jour par semaine. À vous de voir la méthode et la fréquence qui vous conviennent !

Cet ouvrage vous invite à boire des jus crus avant tout pour vous faire plaisir : prenez le temps de ressentir les bienfaits qu'ils procurent à votre mental et à votre organisme !

Les recettes présentées indiquent la quantité d'ingrédients nécessaires pour obtenir environ 400 ml de jus. La quantité de jus obtenue varie cependant selon le calibre et la teneur en eau des fruits et légumes utilisés. Au besoin, ajustez les quantités !

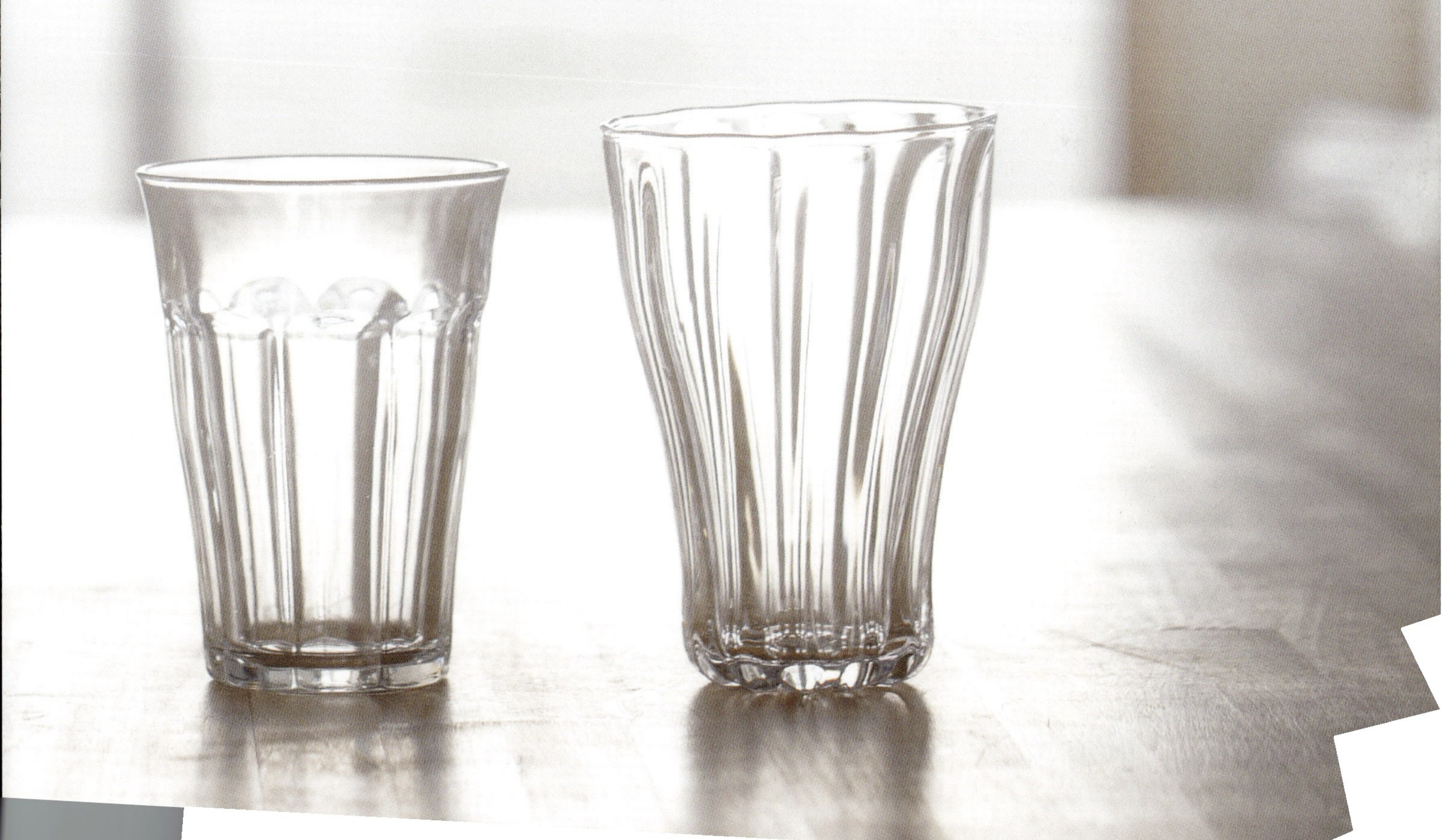

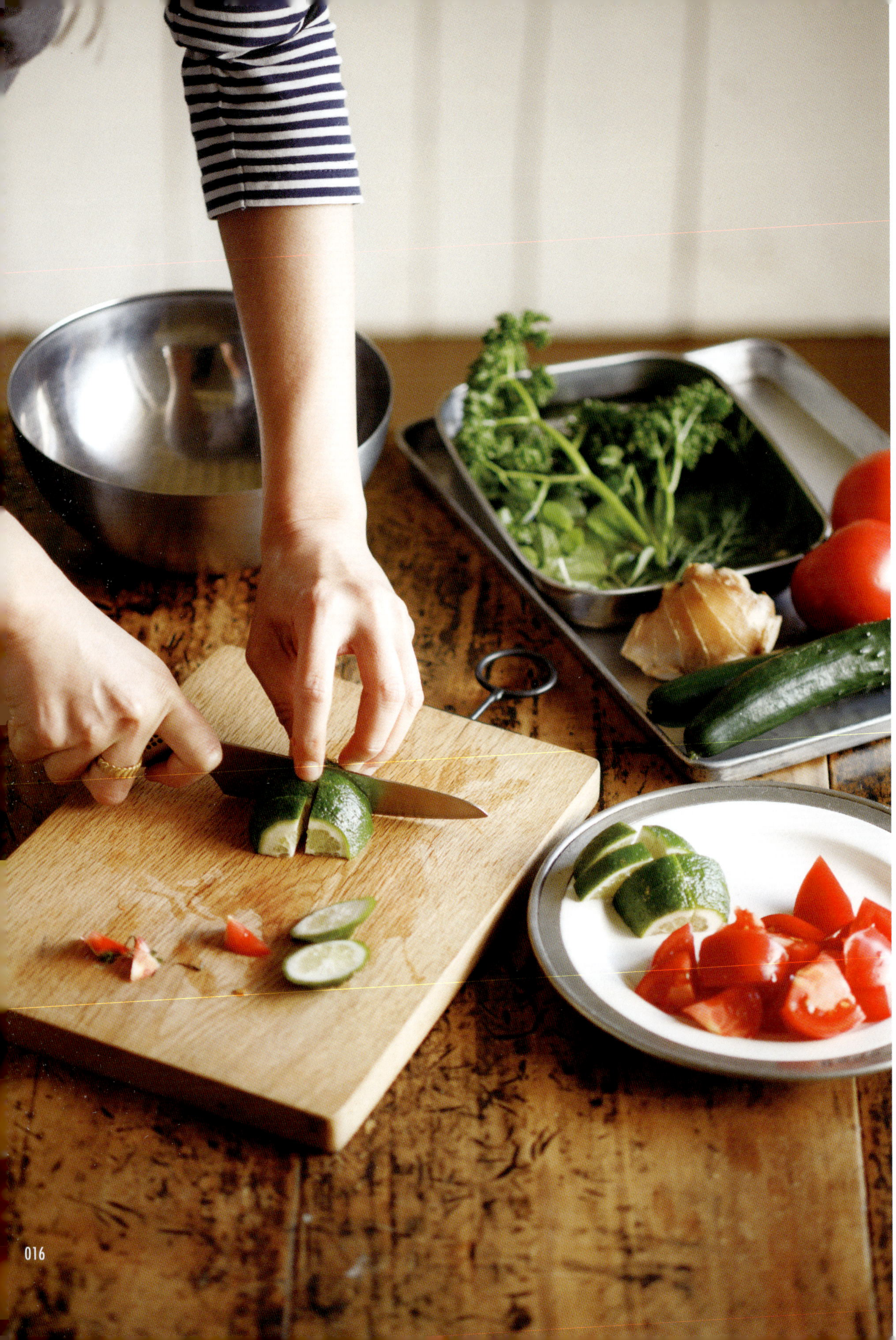

Choix et préparation des ingrédients

Consommez des fruits et légumes de saison !

Les fruits et légumes de saison sont plus savoureux, plus riches en nutriments, et moins chers ! Au printemps, les légumes un peu amers purifient l'organisme. En été, les fruits et les légumes à forte teneur en eau rafraîchissent. En automne et en hiver, les légumes-racines réchauffent. Buvez des jus crus tout au long de l'année en appréciant le meilleur de chaque saison !

Quelques conseils de découpe

Découpez les fruits et les légumes en morceaux de taille adaptée au diamètre du cylindre de l'extracteur de jus. Plus les morceaux sont petits, plus le jus est extrait rapidement.

Pommes, tomates : débarrassez-les des pédoncules et des sépales.
Les pépins peuvent en revanche être conservés.

Légumes-feuilles : débitez-les en morceaux de 3 à 5 cm.
Les racines peuvent être conservées à condition d'être bien lavées.

Agrumes : si vous conservez la peau, la saveur des jus sera amère.
Si l'amertume vous rebute, épluchez soigneusement les agrumes.

Privilégiez les produits issus de l'agriculture biologique, sans pesticides

La peau et les pépins passent aussi à l'extracteur. Pour obtenir des jus sains, utilisez des fruits et des légumes peu ou non traités.
Si vous utilisez des fruits et légumes non bio, débarrassez-les des pesticides en les lavant avec du bicarbonate de soude.

LAVAGE AU BICARBONATE DE SOUDE

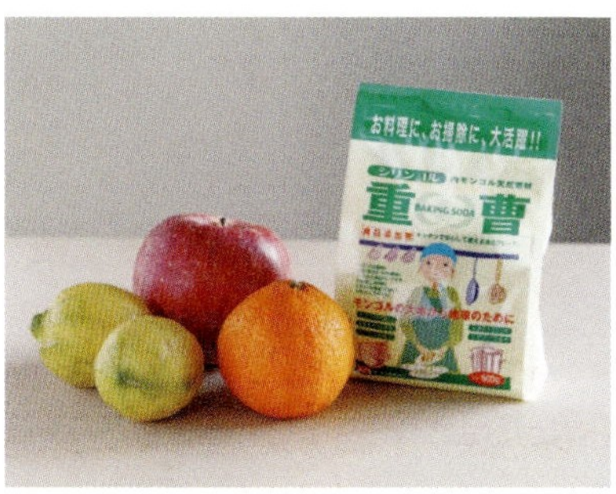

Préparez les ingrédients à laver et un paquet de bicarbonate de soude.

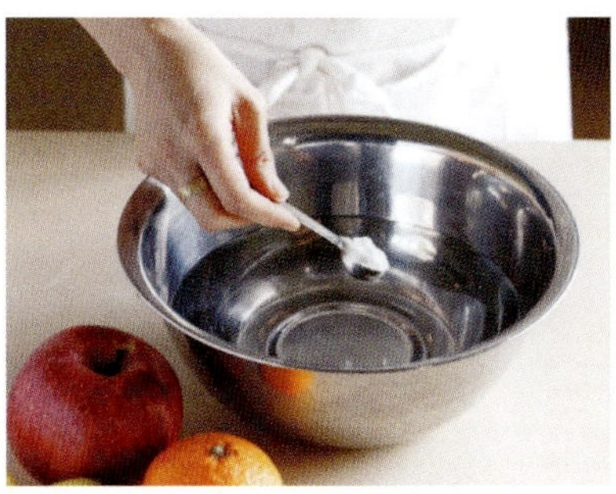

1 Remplissez un saladier d'eau, ajoutez une à deux cuillères à café de bicarbonate de soude. Mélangez jusqu'à dissolution.

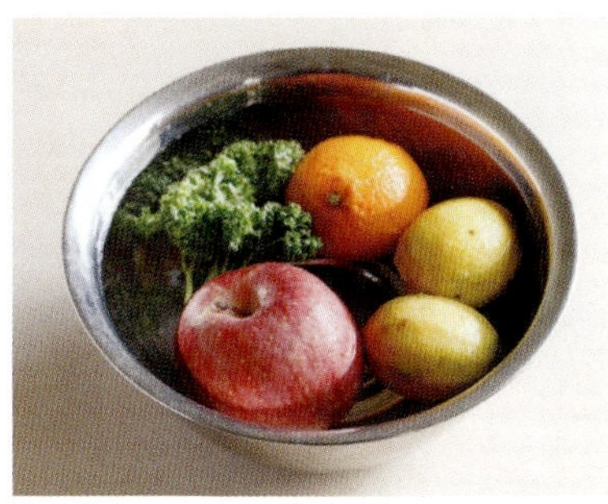

2 Mettez les ingrédients à tremper pendant une minute, puis rincez-les.

Choisir son extracteur de jus

Préparer des jus crus pressés à froid demande de s'équiper d'un extracteur de jus à rotation lente. On trouve une grande variété de modèles dans le commerce. Le plus important est d'investir dans un appareil que vous aurez plaisir à utiliser. Pour faire le bon choix, prenez le temps de comparer le design et les performances des différents modèles !

Les principaux critères de choix

■ La quantité de jus obtenue et la vitesse de rotation

La quantité de jus obtenue à partir d'une même quantité de fruits et légumes est variable selon les appareils. Plus le taux d'extraction est élevé, plus l'appareil est rentable. Sachez aussi que certains appareils filtrent moins bien les fibres que d'autres. L'aspect et la texture des jus peuvent s'en trouver affectés.
Renseignez-vous également sur le nombre de tours à la minute. Les meilleurs appareils ont une vitesse de rotation de l'ordre de 50 tours par minute. Jusqu'à 110 tours par minute, les qualités nutritives sont très bien préservées. Les appareils dont la vitesse de rotation est de l'ordre de 80 tours offrent le meilleur rapport qualité-prix. Il existe aussi de bons modèles d'extracteur de jus manuels !

Comparatif extracteurs :
http://quebellissimo.fr/maison/cuisine/quel-est-le-meilleur-extracteur-de-jus/

■ Encombrement de l'appareil

Si vous disposez de peu d'espace dans votre cuisine, équipez-vous d'un modèle assez compact. N'oubliez pas qu'à côté de l'appareil, il y a 2 récipients à placer : le bac récupérateur de jus, et le bac récupérateur des résidus de pulpe.

■ Facilité de nettoyage

À la différence du blender, un extracteur de jus se compose de plusieurs pièces. Le nombre de pièces est variable selon les fabricants. Choisissez un modèle dont les différentes pièces sont faciles à nettoyer et dont l'assemblage est aussi simple que rapide (voir ci-contre).

■ Design

Il existe des modèles verticaux et horizontaux, mais ils présentent peu de différences en termes de performance. Pensez plutôt à privilégier les modèles dont la cheminée (cylindre d'introduction des ingrédients) est d'un diamètre assez large. Vous gagnerez du temps sur la découpe des légumes ! Les coloris sont variés. Choisissez ceux que vous préférez !

■ Prix des extracteurs de jus à rotation lente

Les premiers prix se situent autour de 200 €. Les plus beaux modèles coûtent jusqu'à 500 €. Les extracteurs de jus à rotation lente sont relativement chers par rapport aux centrifugeuses et aux blenders, mais la valeur nutritive des jus avec les extracteurs est nettement supérieure. Au regard des bienfaits sur la santé, l'investissement vaut amplement la peine !

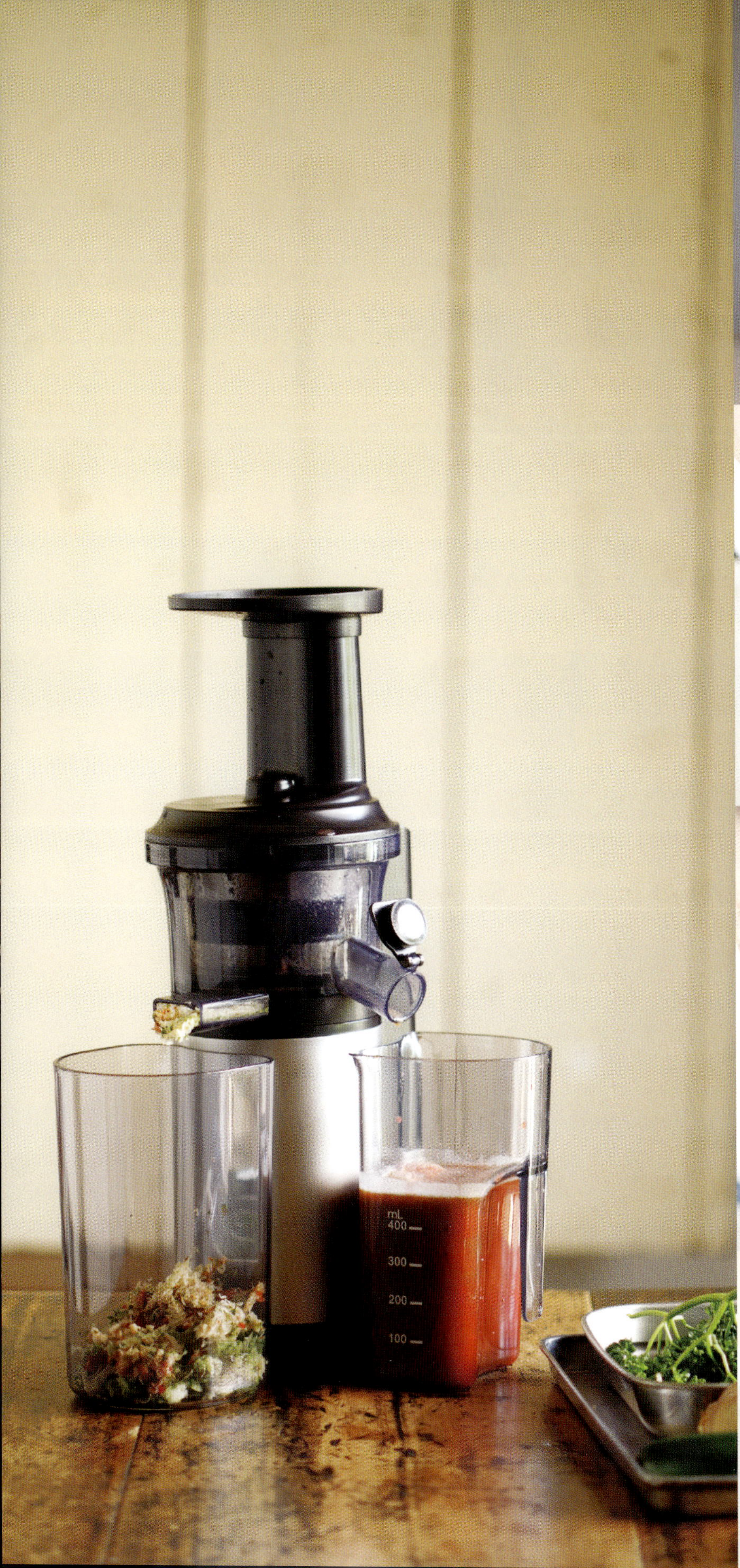
mL
400
300
200
100

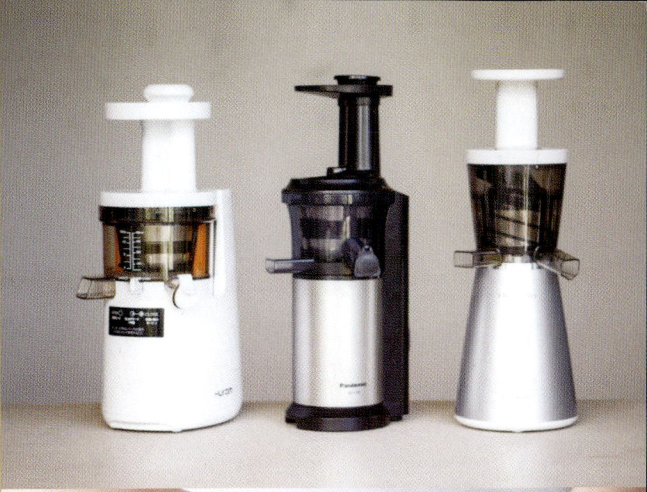

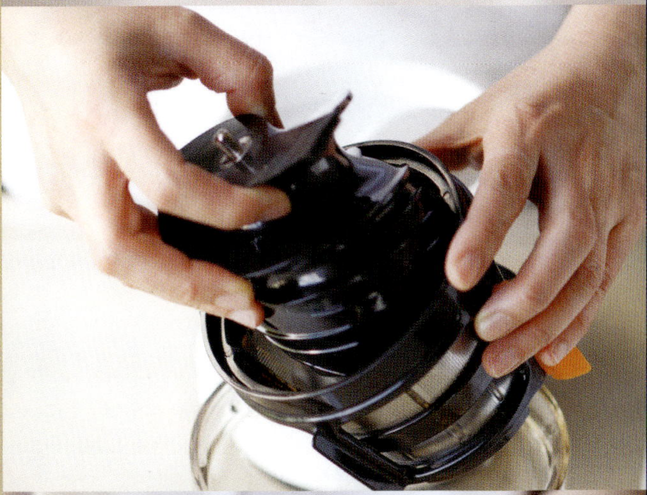

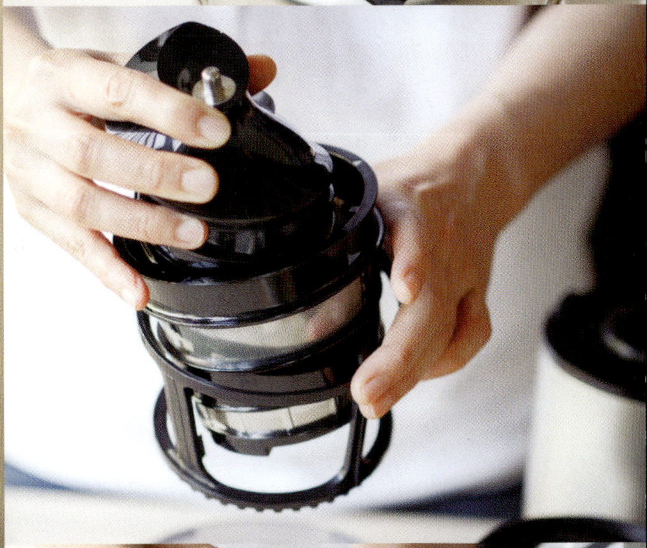

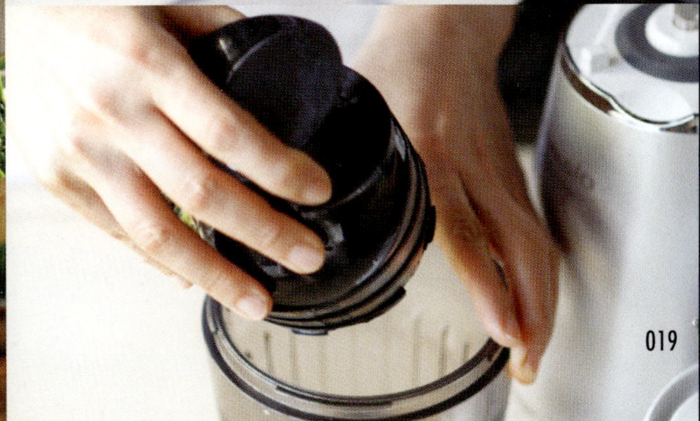

L'art de combiner les fruits et les légumes

Quelques conseils pour obtenir des jus savoureux, bienfaisants et de superbes couleurs !

1. Pour s'initier aux jus crus : un légume et beaucoup de fruits

Les jus qui font la part belle aux fruits sont plus faciles à boire. Au début, combinez plusieurs fruits et un seul légume, puis augmentez petit à petit la proportion de légumes. Les légumes colorés (vert, rouge, orange) sont riches en polyphénols, de puissants antioxydants. Ils ont également des propriétés détoxifiantes.

2. Combinez des fruits et des légumes de même couleur !

Un jus de belle couleur est bien plus appétissant ! Associez les fruits et les légumes de même couleur. Assez étrangement, ils possèdent des saveurs qui se marient très bien : tomate et pomme rouge, carotte et orange, etc.

3. Pomme et citron : de précieux alliés !

Le goût assez fort des légumes verts rebute certaines personnes. Il suffit alors d'ajouter une pomme, un citron, ou bien les deux : le goût sucré de la pomme et l'acidité du citron rééquilibrent la saveur ! Gardez en permanence chez vous un bon stock de pommes et de citrons !

4. Relevez vos jus avec un peu de daïkon ou des navets de printemps

Le radis daïkon, ou radis blanc asiatique que l'on trouve facilement dans les épiceries asiatiques mais aussi dans les magasins bio et les grandes surfaces, contient beaucoup d'eau et on serait tenté d'en utiliser en grande quantité pour préparer des jus. Il vaut mieux toutefois s'en abstenir, car son suc est beaucoup trop piquant. N'utilisez qu'un morceau, juste pour relever la saveur, ou remplacez-le par des navets de printemps. Vous pouvez aussi atténuer le piquant en ajoutant un filet de sirop d'agave.

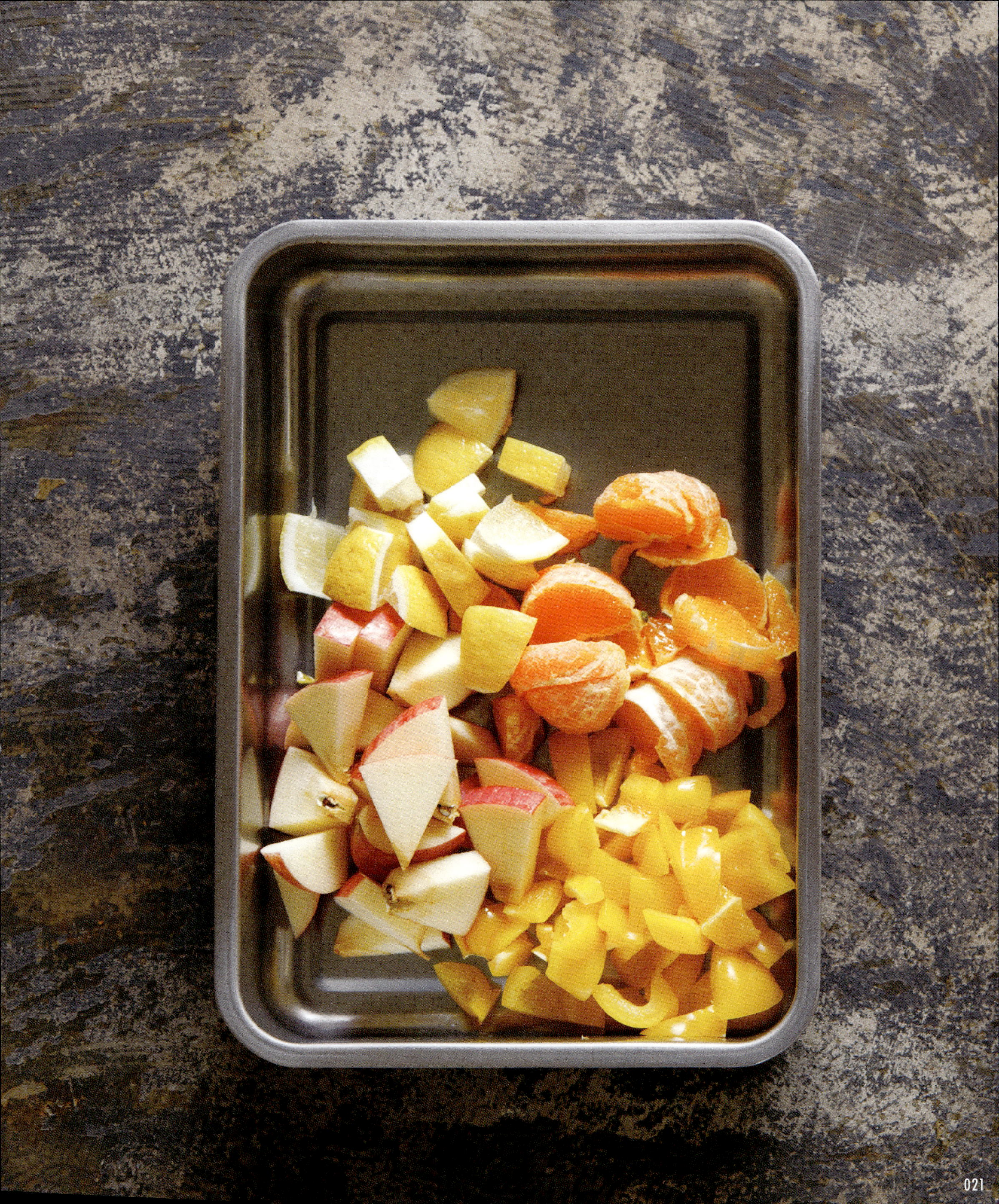

Choix des contenants de conservation

L'un des grands avantages des jus crus pressés à froid est qu'ils se conservent. Vous pouvez préparer en une seule fois une quantité de jus à consommer sur plusieurs jours. Afin que les jus ne s'oxydent pas au contact de l'air, conservez-les dans des bouteilles avec capsule ou dans des gourdes. Les verres *Mason Jars* de la marque *Ball* sont dotés d'une capsule hermétique. Leur design est très beau, mais je préfère pour ma part les gourdes de la marque *Nalgene* dont l'embouchure est plus étroite et qu'on peut aussi transporter dans un sac. Dans les magasins de sport, au rayon randonnée ou camping, vous trouverez de très bons contenants, parmi lesquels ceux de la marque *Nalgene*.

Prenez bien soin d'utiliser des contenants sans bisphénol A (BPA). Ce composé chimique, présent dans de nombreux emballages en plastique, aurait des effets très nocifs sur la santé.

Pour verser les jus dans des contenants à embouchure relativement étroite, pensez à utiliser un entonnoir !

• ***Mason Jars Ball* :**
– Le comptoir américain : www.lecomptoiramericain.com
(dans le menu, sélectionnez « Mason Jars ») ;
– My sweet boutique : http://www.mysweetboutique.fr
(dans le menu, sélectionnez « Jolies bouteilles et bocaux ») ;
– Boutique HEMA : www.hema.fr (le site propose un outil de recherche. Lancez une recherche avec les mots-clés : « bocal à cocktail »).

• **Gourdes *Nalgene* :**
Ces sites proposent un outil de recherche. Lancez une recherche avec le mot-clé Nalgene ou gourde !
– Au vieux campeur : www.auvieuxcampeur.fr
– Alpiniste : www.alpiniste.fr
– Campz : www.campz.fr

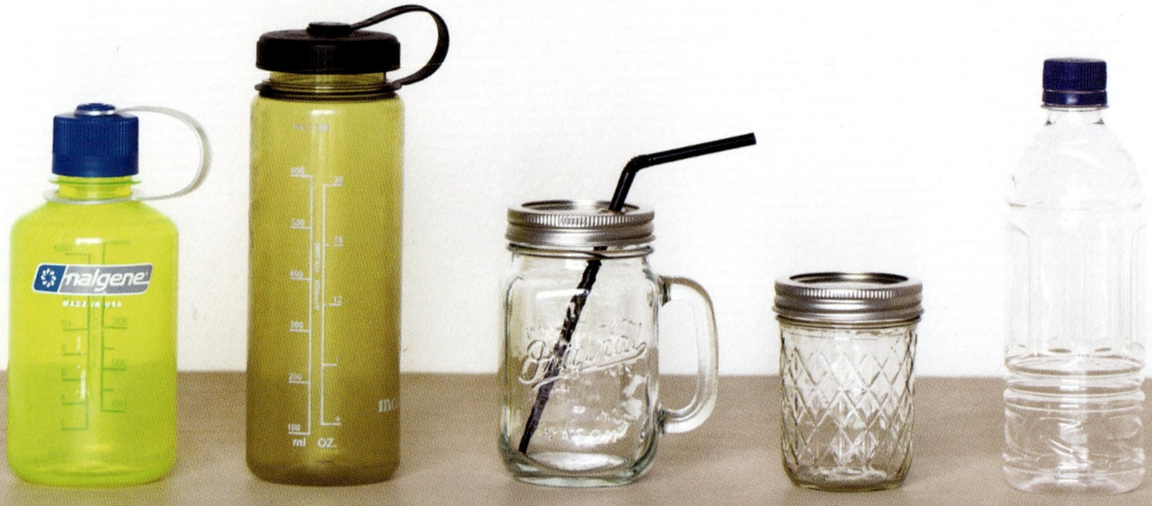

Chapitre 2

LES JUS PAR COULEUR

Les jus rouges

Les légumes et les fruits rouges améliorent le fonctionnement cardiaque et la circulation sanguine. En stimulant le métabolisme, ils facilitent l'élimination des toxines. Ils aident à retrouver de la vitalité et à lutter contre la fatigue.

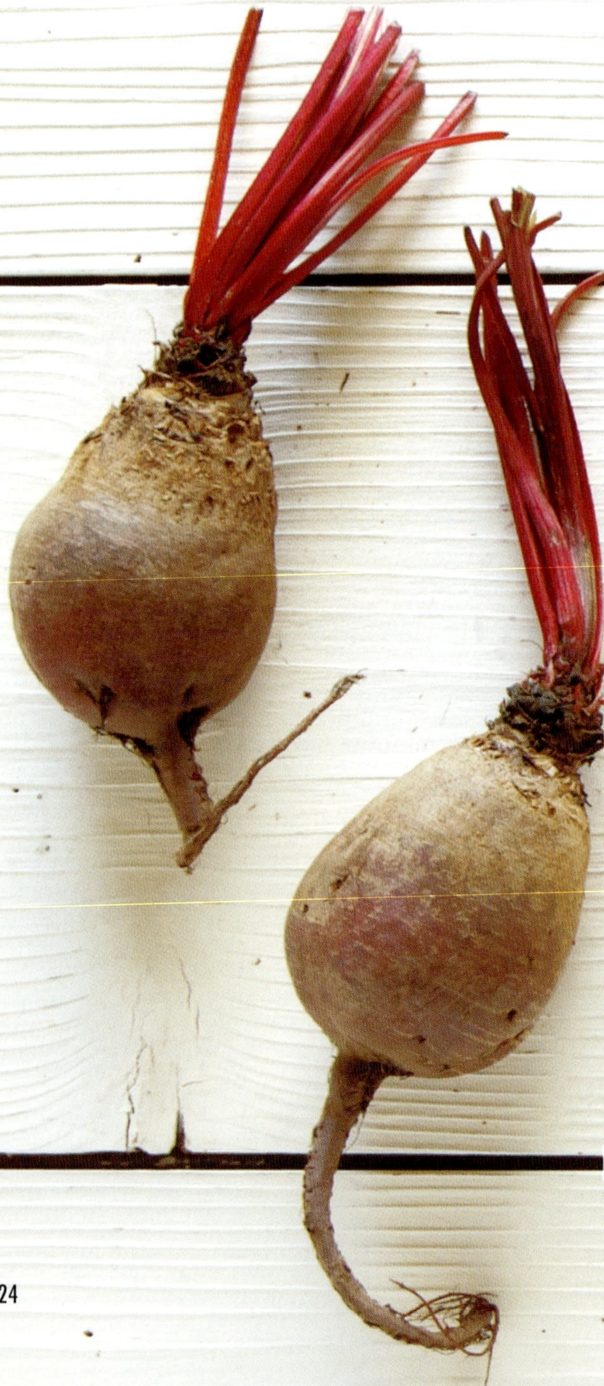

Betterave

Le monoxyde d'azote (appelé également oxyde azotique, oxyde nitrique et noté NO), issu de la transformation des nitrates que contient la betterave, a une action vasodilatatrice. Le flux sanguin augmente et les muscles étant mieux oxygénés, l'organisme a une meilleure endurance. Riche en fibres, la betterave facilite le transit intestinal. C'est une précieuse alliée des régimes minceur. Elle permet également de lutter contre la constipation.

Poivron

La vitamine P (ou vitamine C2) augmente la résistance des vaisseaux capillaires et réduit les risques d'hémorragie. Elle renforce l'action antioxydante de la vitamine C et prévient les infections. La capsaïcine est un antioxydant qui contribue à la beauté de la peau. Elle protège de nombreuses maladies : maladies cardiovasculaires, diabète, arthrite, ostéoporose, etc. Elle permet également d'atténuer les symptômes de la maladie de Raynaud (refroidissement des extrémités).

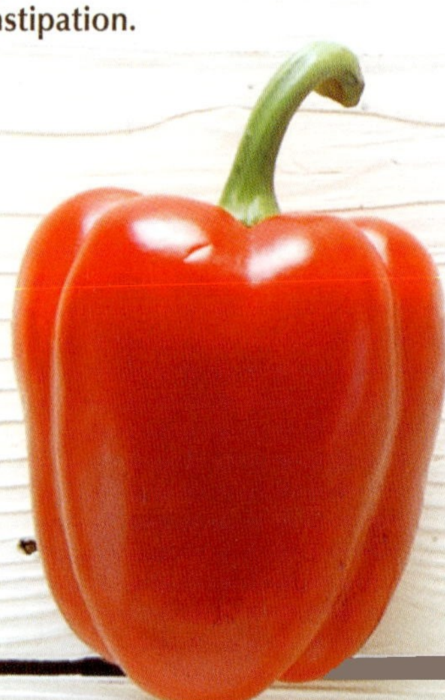

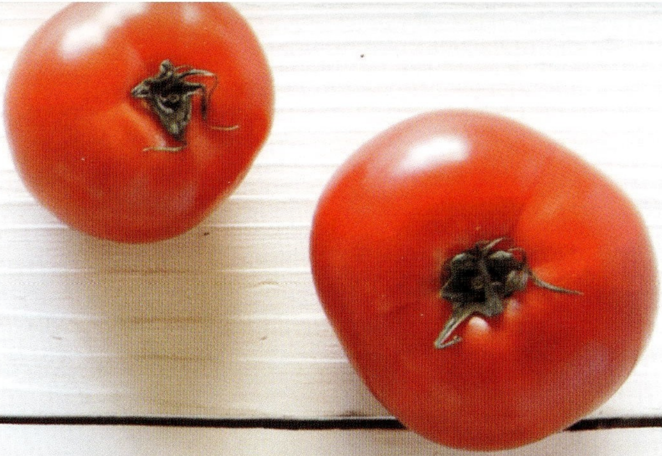

Pomme

Consommée crue, la pomme apporte du potassium qui joue un rôle majeur dans le bon fonctionnement de l'organisme (le potassium résiste mal à la cuisson). Elle est riche en polyphénols, qui aident à lutter contre la formation des radicaux libres responsables du vieillissement cellulaire. Elle contient de l'acide malique et de l'acide citrique qui soulagent les crispations musculaires des épaules ou du bas du dos.
La peau de la pomme contient de la pectine, qui réduit le cholestérol et régule le transit intestinal.

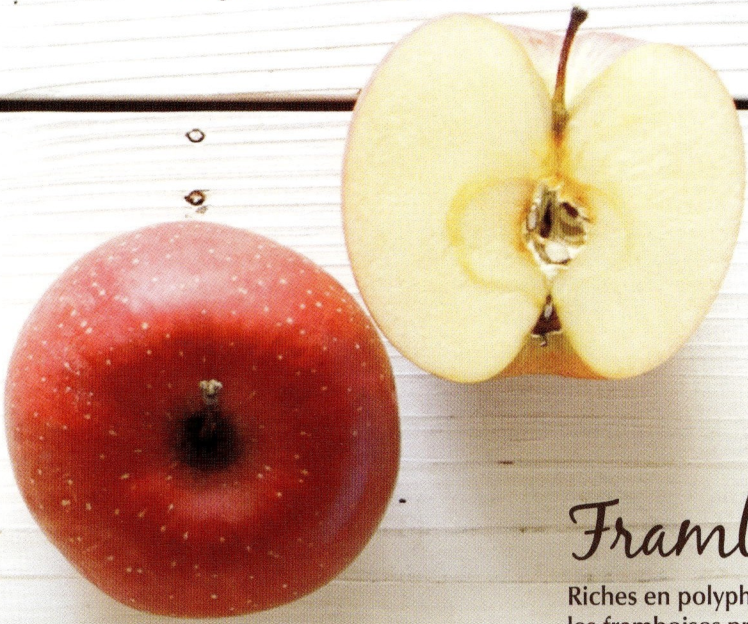

Tomate

Le lycopène est le pigment qui donne sa couleur rouge à la tomate. C'est un puissant antioxydant qui a des vertus anti-âge et anticancéreuses. Riche en potassium, la tomate a une action diurétique. Elle atténue les problèmes de rétention d'eau. Le bêta-carotène est bénéfique à la santé de la peau et des muqueuses. Il prévient les rhumes. La rutine augmente le flux sanguin et protège contre l'athérosclérose. La tomate est un bon fruit minceur.

Framboise

Riches en polyphénols, les framboises procurent de multiples bienfaits : l'acide ellagique éclaircit le teint, les anthocyanes réduisent la fatigue oculaire et améliorent la vision, les flavonoïdes brûlent les graisses. De nombreuses études ont démontré l'efficacité des framboises dans les régimes minceur.

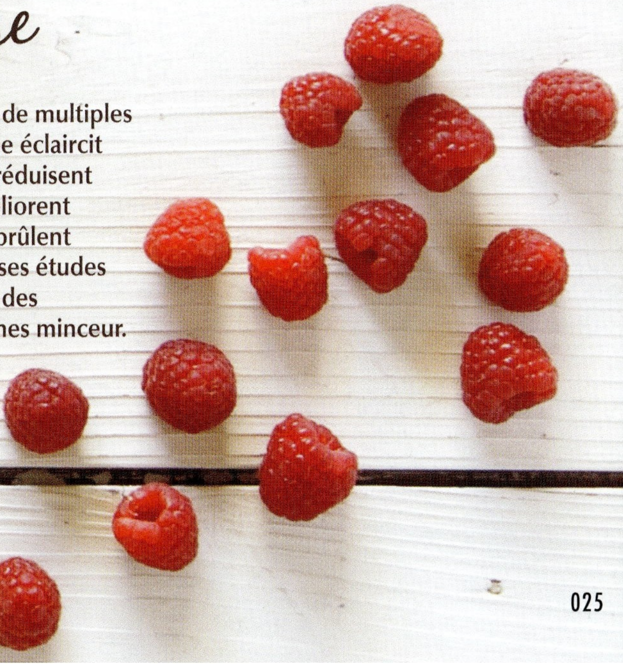

Jus rouge 1

INGRÉDIENTS
1 pomme (400 g)
1 betterave (180 g)
Quelques brins de persil (5 g)
1 morceau de gingembre
Un filet de sirop d'agave

NUTRIMENTS
Potassium
Sodium
Calcium
Bétaïne
Bétacyanines
Vitamine A
Vitamine C
Pectine
Quercétine
Fer
Pinènes (β-pinènes)
Apiol
Zingérone
Gingérol

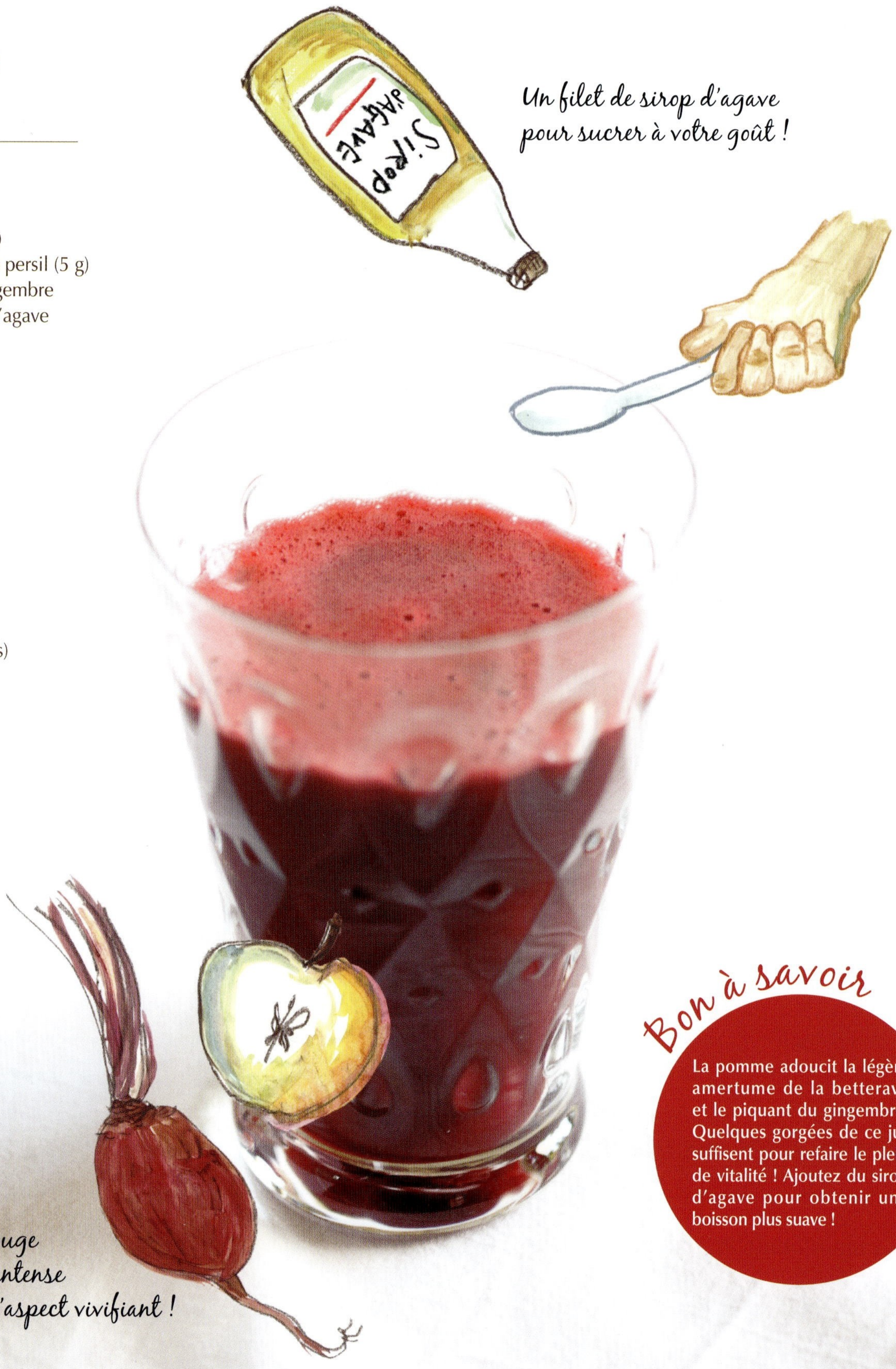

Un filet de sirop d'agave pour sucrer à votre goût !

Le rouge très intense est d'aspect vivifiant !

Bon à savoir

La pomme adoucit la légère amertume de la betterave et le piquant du gingembre. Quelques gorgées de ce jus suffisent pour refaire le plein de vitalité ! Ajoutez du sirop d'agave pour obtenir une boisson plus suave !

Jus rouge 2

INGRÉDIENTS

2 tomates (450 g)
½ pomme (200 g)
1 citron (100 g)
1 tige de céleri branche (70 g)

NUTRIMENTS

Potassium
Bêta-carotène
Vitamine A
Vitamine C
Vitamine P
Lycopène
Rutine
Quercétine
Acide citrique

Bon à savoir

La saveur délicatement sucrée de la tomate est rehaussée par l'association pomme-citron qui forme la base de nombreux jus. Le céleri a un parfum rafraîchissant et des vertus apaisantes. Ce jus est délicieux légèrement salé.

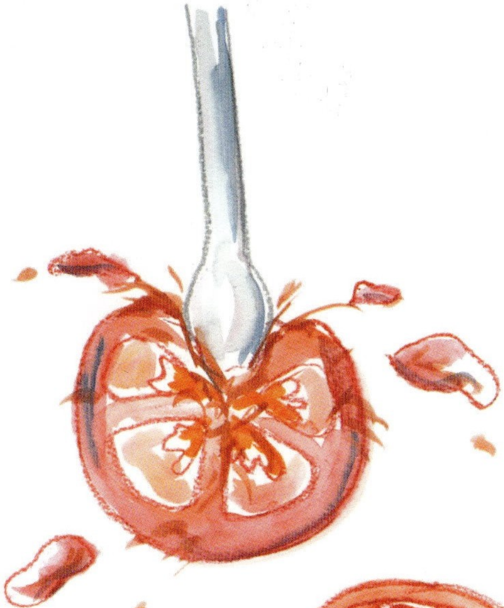

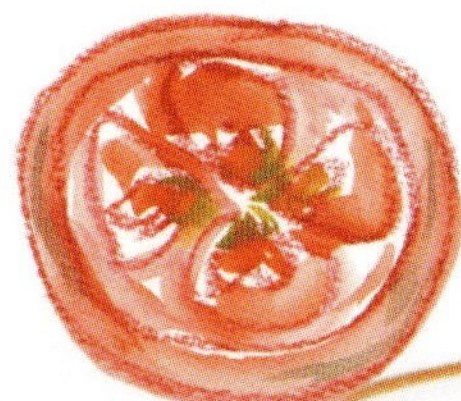

Le lycopène est un pigment rouge de la famille des caroténoïdes. Privilégiez les variétés de tomates bien rouges, riches en lycopène !

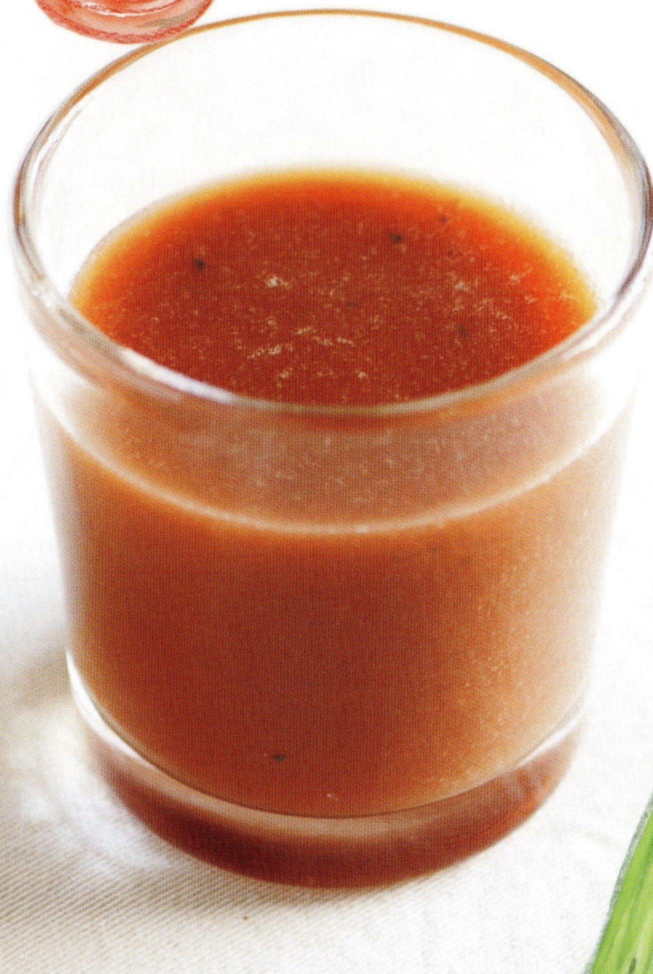

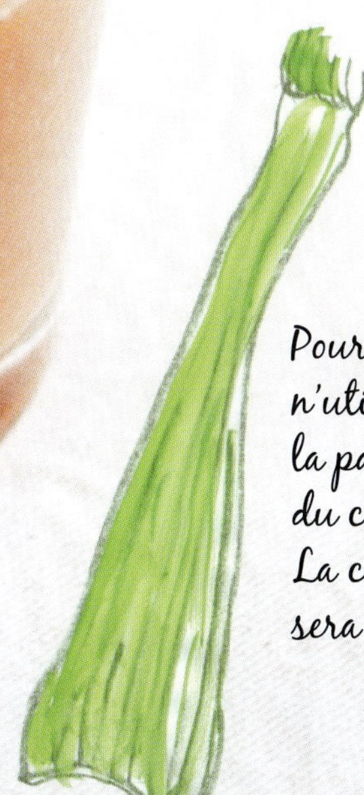

Pour cette recette, n'utilisez que la partie tige du céleri branche. La couleur du jus sera plus belle !

Jus rouge 3

INGRÉDIENTS

1 poivron rouge (150 g)
15 framboises (60 g)
1 citron ½ (150 g)
1 petite poignée
de feuilles de menthe (3 g)

NUTRIMENTS

Vitamine C
Vitamine P
Bêta-carotène
Capsaïcine
Acide ellagique
Anthocyanes
Cétone de framboise
Acide citrique
Menthol

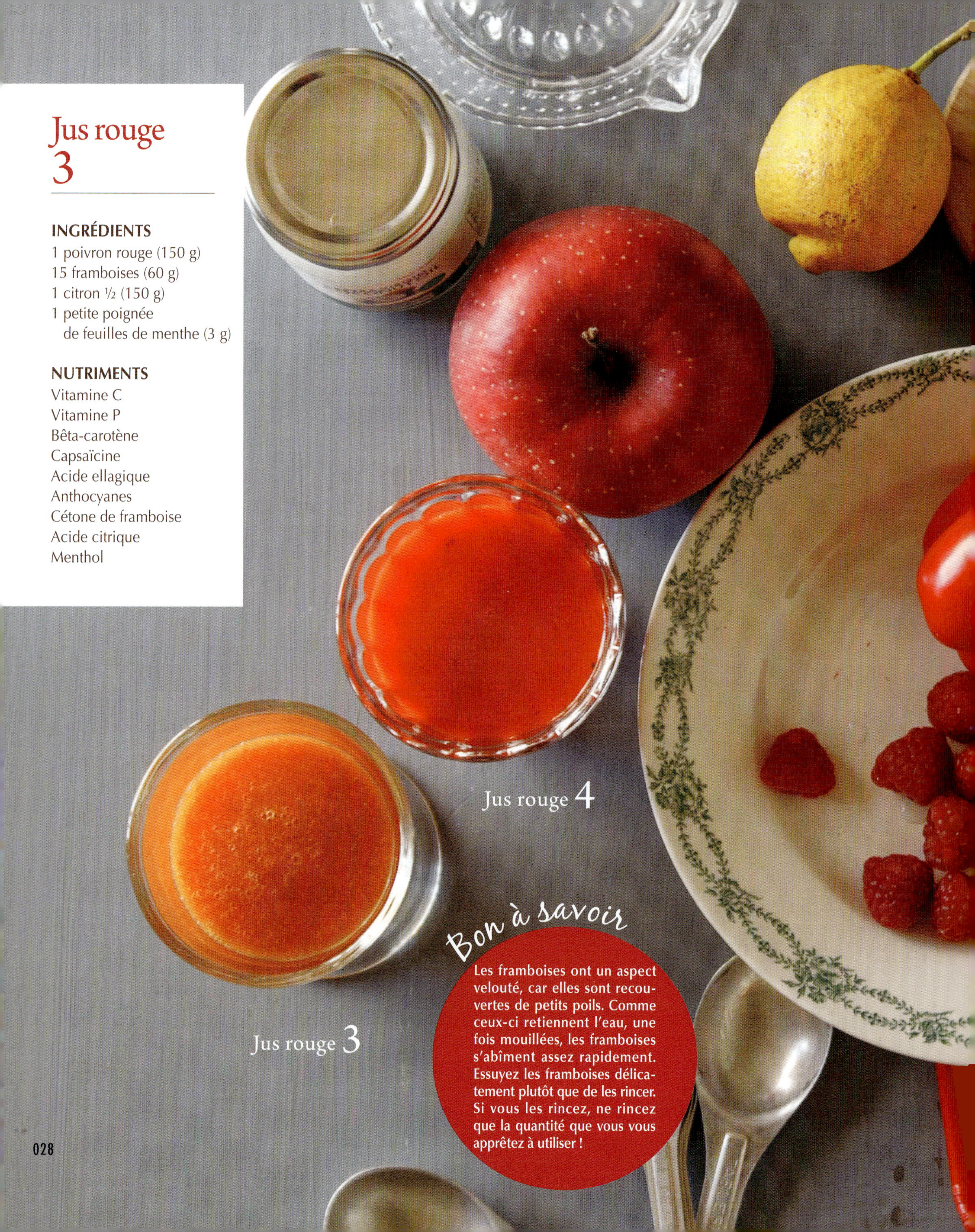

Jus rouge 4

Jus rouge 3

Bon à savoir

Les framboises ont un aspect velouté, car elles sont recouvertes de petits poils. Comme ceux-ci retiennent l'eau, une fois mouillées, les framboises s'abîment assez rapidement. Essuyez les framboises délicatement plutôt que de les rincer. Si vous les rincez, ne rincez que la quantité que vous vous apprêtez à utiliser !

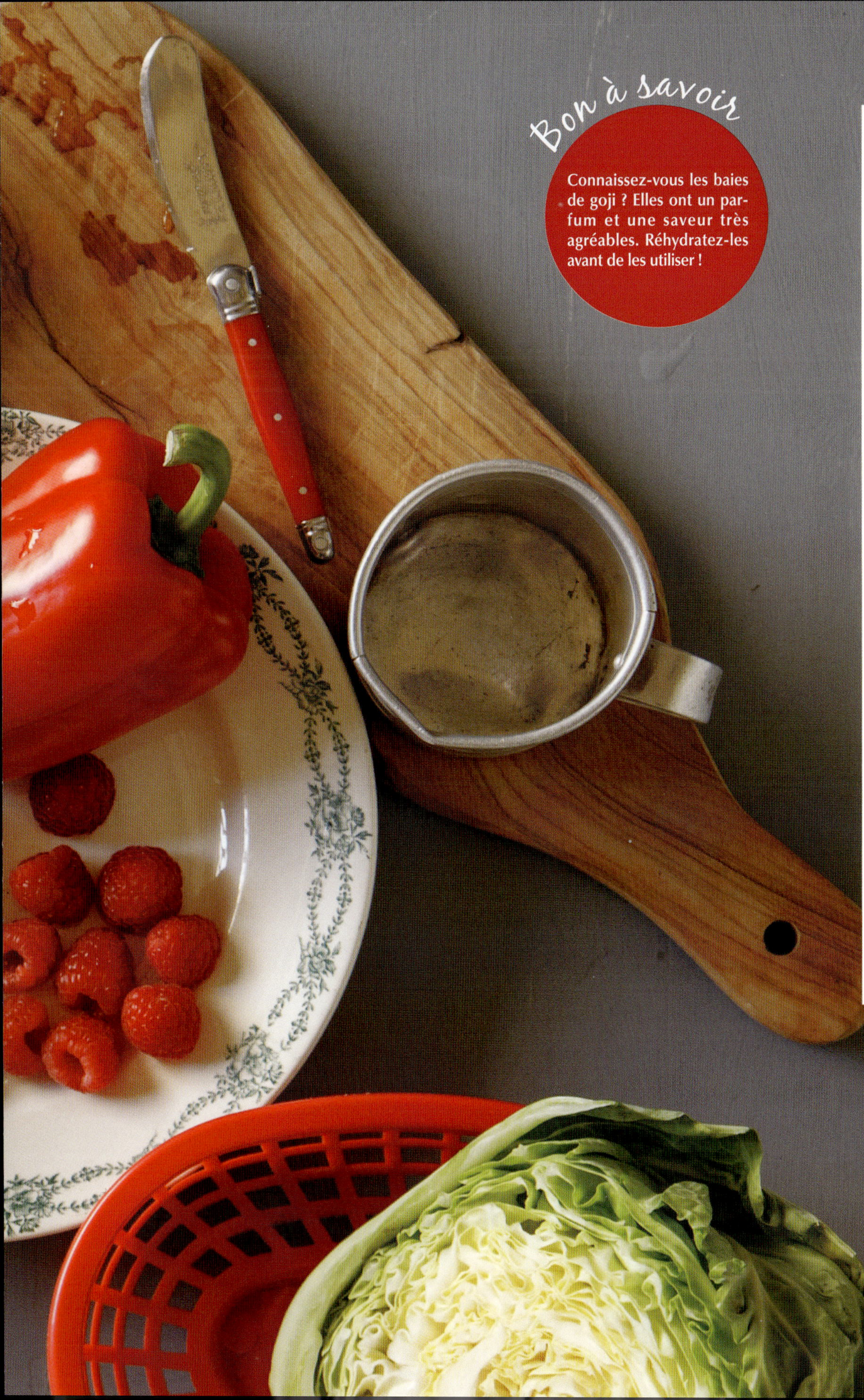

Bon à savoir

Connaissez-vous les baies de goji ? Elles ont un parfum et une saveur très agréables. Réhydratez-les avant de les utiliser !

Jus rouge 4

INGRÉDIENTS

2 tomates (450 g)
1 orange (200 g)
¼ de chou blanc (100 g)
½ citron (50 g)
4 cuillères à soupe de baies de goji

NUTRIMENTS

Potassium
Bêta-carotène
Lycopène
Rutine
Vitamine B1
Vitamine B2
Vitamine C
Vitamine K
Vitamine P
Vitamine U
Hespéridine
Anthocyanes
Isothiocyanates
Acide citrique
Acide alpha-linolénique (oméga-3)
Acides aminés
Zéaxanthine
Lutéine
Tanins

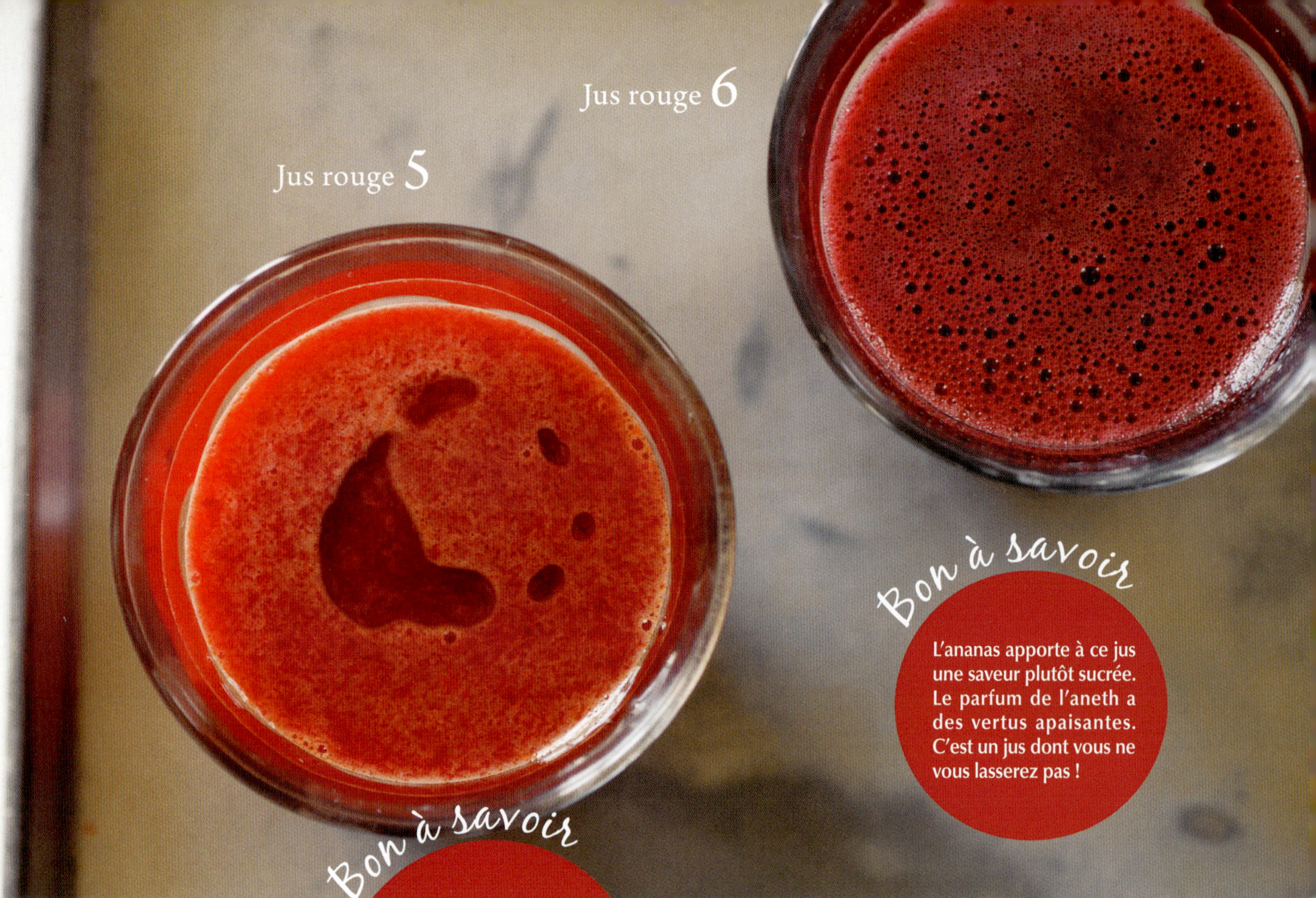

Bon à savoir

L'ananas apporte à ce jus une saveur plutôt sucrée. Le parfum de l'aneth a des vertus apaisantes. C'est un jus dont vous ne vous lasserez pas !

Bon à savoir

Acide et pimenté, ce jus assez relevé évoque un gaspacho andalou ! Juste avant de le consommer, pour apporter de la rondeur, ajoutez une petite cuillère à café d'huile d'olive et mélangez bien !

Jus rouge 5

INGRÉDIENTS

¼ de chou rouge (150 g)
1 poivron rouge (150 g)
1 citron (100 g)
½ pointe de piment
1 cuillère à café d'huile d'olive vierge extra

NUTRIMENTS

Vitamine C
Vitamine K
Vitamine P
Vitamine U
Bêta-carotène
Capsaïcine
Isothiocyanates
Acide citrique
Acide oléique
Polyphénols

Jus rouge 6

INGRÉDIENTS

1 betterave (180 g)
1 concombre (150 g)
¼ d'ananas (200 g)
Quelques brins d'aneth (5 g)

NUTRIMENTS

Sodium
Potassium
Calcium
Magnésium
Vitamine A
Vitamine B1
Vitamine B2
Vitamine B3
Vitamine C
Bétaïne
Bétacyanines
Acide citrique
Broméline
Isoquercitrine
Cucurbitacines

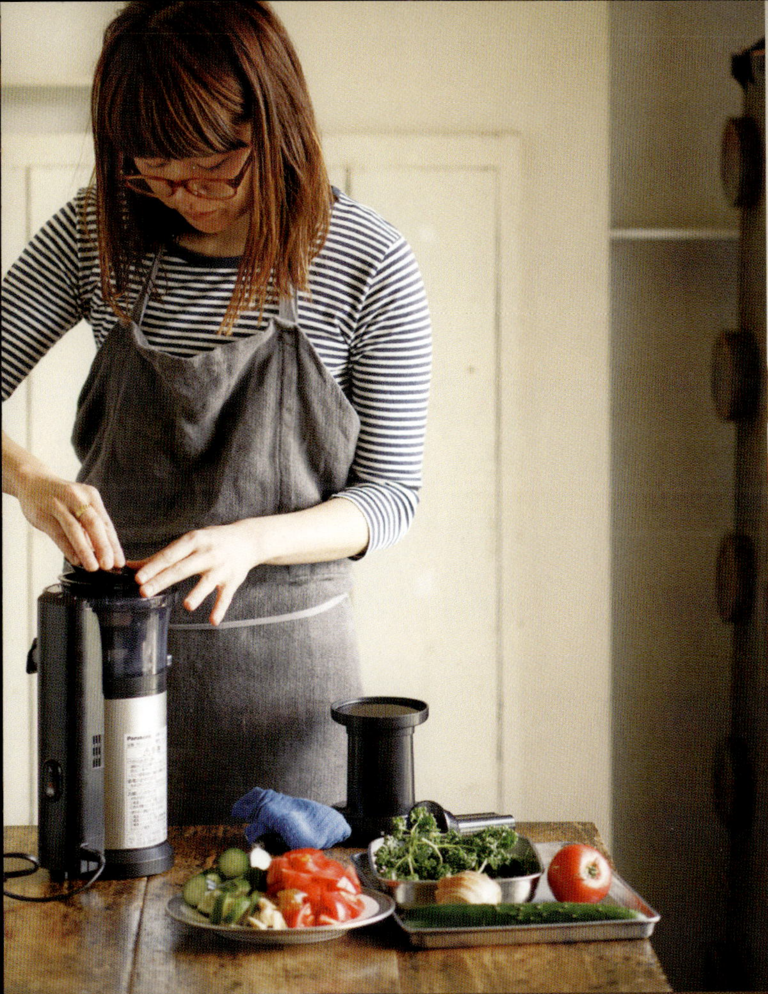

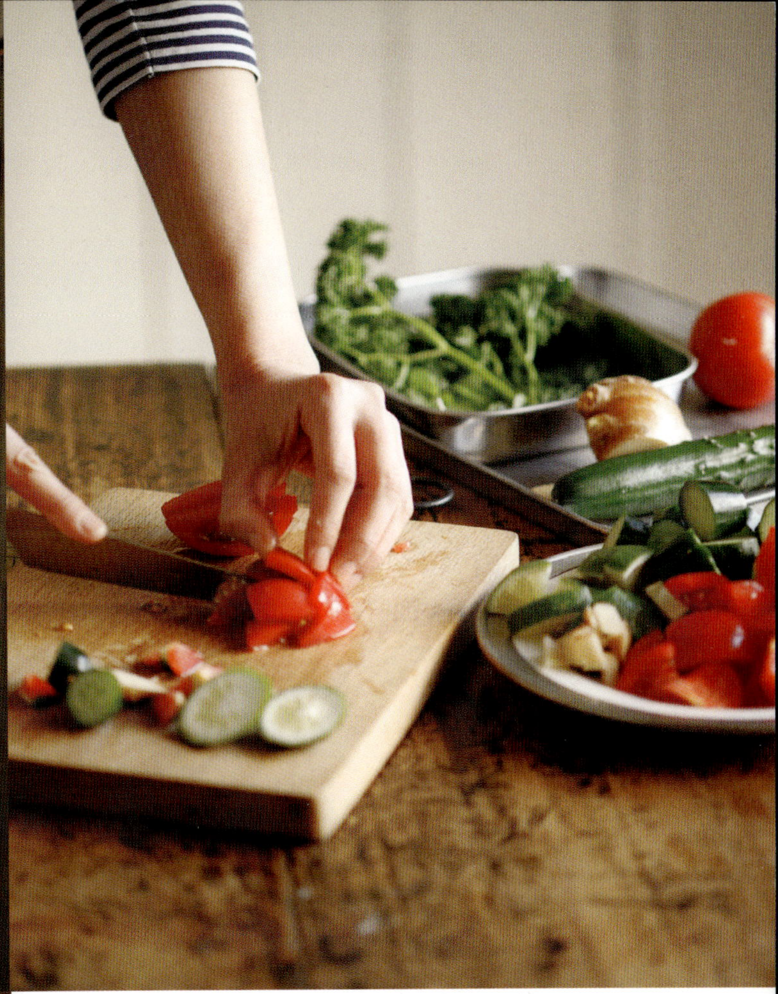

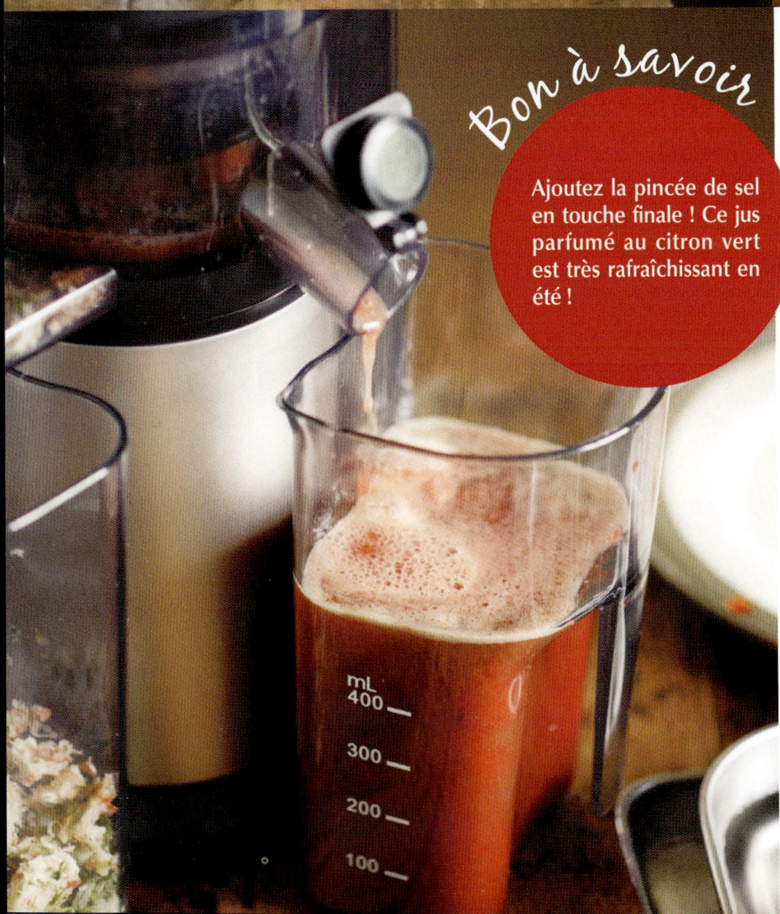

Bon à savoir

Ajoutez la pincée de sel en touche finale ! Ce jus parfumé au citron vert est très rafraîchissant en été !

Jus rouge
7

INGRÉDIENTS

2 tomates (450 g)
1 concombre (150 g)
1 citron vert (100 g)
1 morceau de gingembre
Quelques brins de persil (5 g)
Une pincée de sel

NUTRIMENTS

Potassium
Calcium
Vitamine C
Bêta-carotène
Lycopène
Rutine
Zingérone
Gingérol
Fer
Pinènes
Apiol
Isoquercitrine
Cucurbitacines
Flavonoïdes
Terpènes

Les jus jaune-orange

Les fruits et légumes de couleur jaune à orange sont une excellente source d'anti-oxydants. Les jaunes protègent contre les allergies et préviennent le stockage des graisses. Les orange sont riches en bêta-carotène. Ce pigment se transforme dans l'organisme en vitamine A qui a pour propriétés de soulager la fatigue oculaire et d'améliorer la santé de la peau.

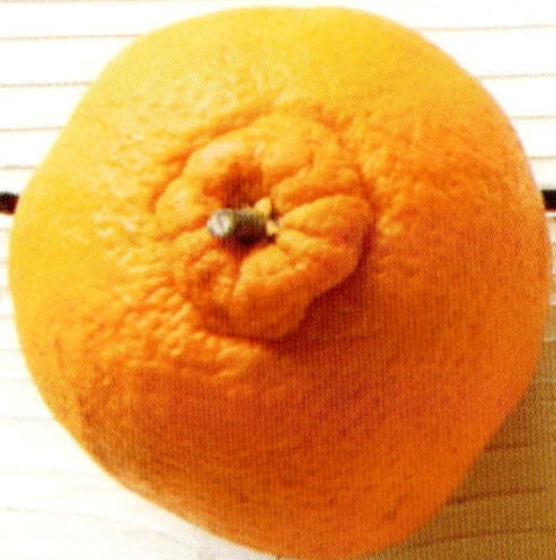

Dekopon

(citrus shiranui)

Cet agrume produit au Japon a été obtenu par hybridation des variétés Kiyomi et Ponkan. Consommer 2 dekopons suffit à satisfaire les besoins journaliers en vitamine C ! Ceux dont la peau est d'un orange bien vif et finement granuleuse sont les meilleurs ! On peut en trouver en France, sinon remplacez-le par une orange.

Les agrumes

La grande famille des agrumes procure de nombreux bienfaits. Ceux-ci contribuent à la beauté de la peau. Leur action laxative en fait aussi des alliés pour les régimes minceur. Leur parfum et leur saveur sont rafraîchissants et désaltérants.

Amanatsu

Cultivée depuis longtemps, cette variété est facile à trouver au Japon (magasins bio). Elle peut être remplacée par une orange. Bien qu'un peu amère, la peau peut être consommée et procure beaucoup de bienfaits. Apprenez à en apprécier l'amertume !

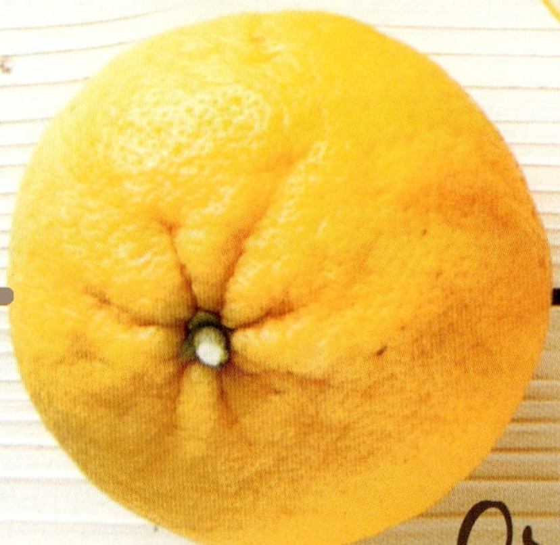

Pomelo

Riche en vitamines C et B1, en calcium et en acide citrique, le pomelo a des vertus antifatigue. La variété Ruby, à chair rose, contient du lycopène et du bêta-carotène. Un demi-pomelo suffit à couvrir les besoins journaliers en vitamine C.

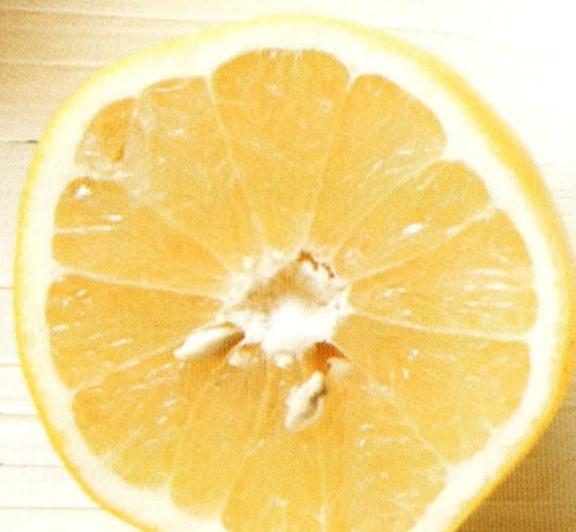

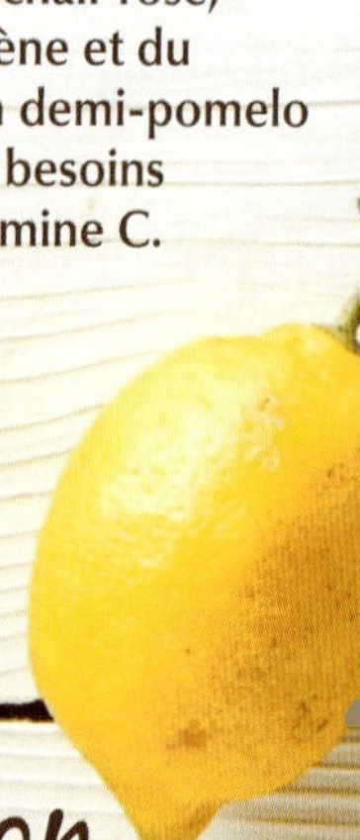

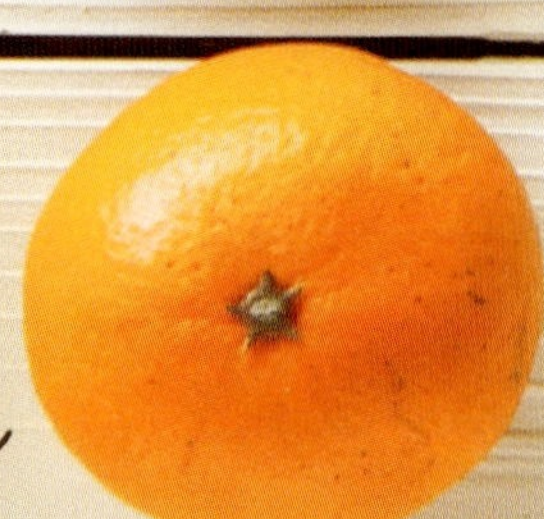

Citron

Parmi les agrumes, le citron est celui qui possède la teneur en vitamine C la plus élevée. L'acide citrique est efficace pour prévenir les rhumes, aide à lutter contre la fatigue et contribue à la beauté de la peau. Le jus de citron a également un grand intérêt gustatif et visuel : il rehausse la saveur des jus de légumes et préserve leur belle couleur !

Orange

Riche en vitamine C et en acide citrique, leur jus permet de combattre le rhume. Les membranes blanches contiennent de l'hespéridine, un antioxydant qui renforce les vaisseaux capillaires.

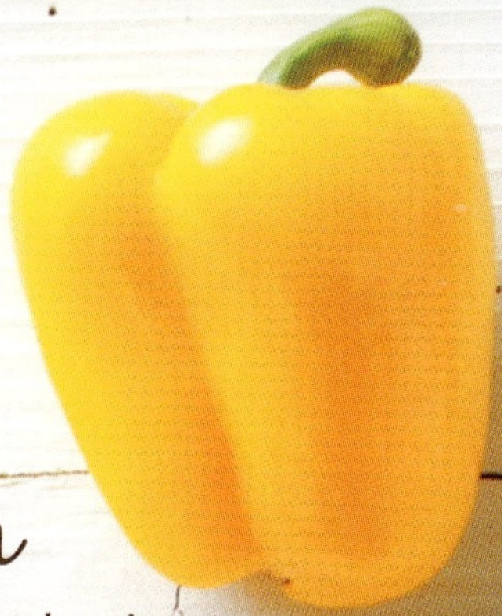

Poivron

Le poivron contient de puissants antioxydants qui protègent la peau des rayons UV et préviennent l'apparition de taches pigmentaires. Les vitamines A et C contribuent au maintien d'une bonne vision.

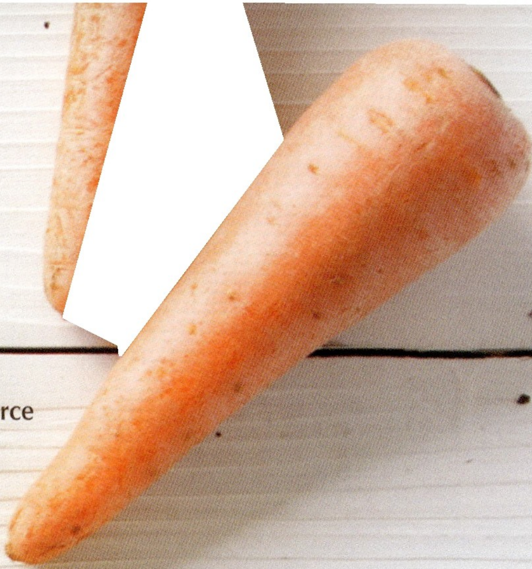

Carotte

La carotte donne un jus très agréable. Excellente source de vitamines, elle protège contre les rhumes et renforce l'ensemble du système immunitaire. Elle contribue à la douceur de la peau en préservant son hydratation. Elle aide à lutter contre la fatigue et contre l'anémie.

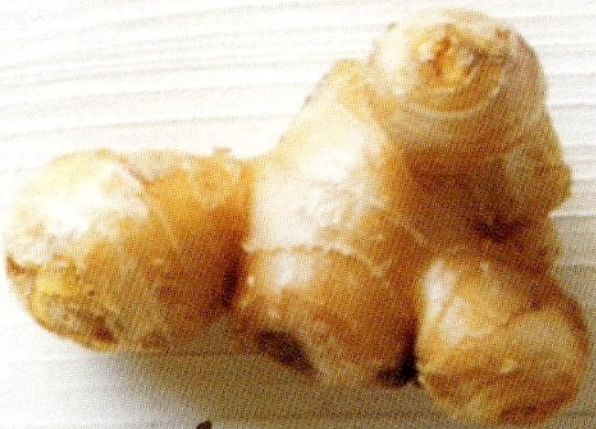

Gingembre

Le gingembre est bénéfique pour soulager les jambes lourdes et réduire les œdèmes. Une rondelle de gingembre dans une tisane permet aussi de soigner un début de rhume. Pensez-y !

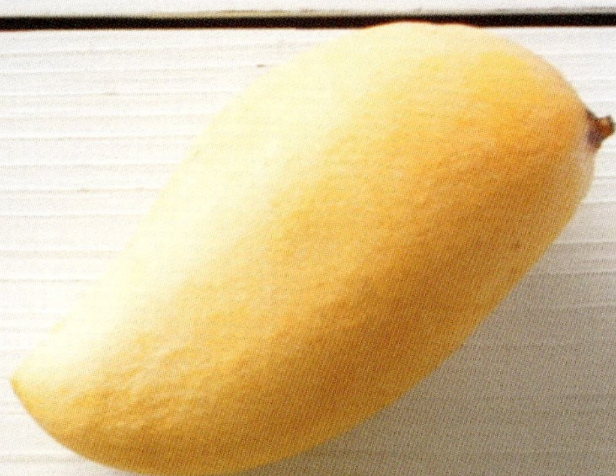

Mangue

Riche en vitamine C, en bêta-carotène et en acide folique, la mangue contribue à la beauté de la peau et réduit les problèmes de constipation. Ce fruit est cependant déconseillé aux personnes souffrant d'une allergie au latex (le manguier est un arbre à latex).

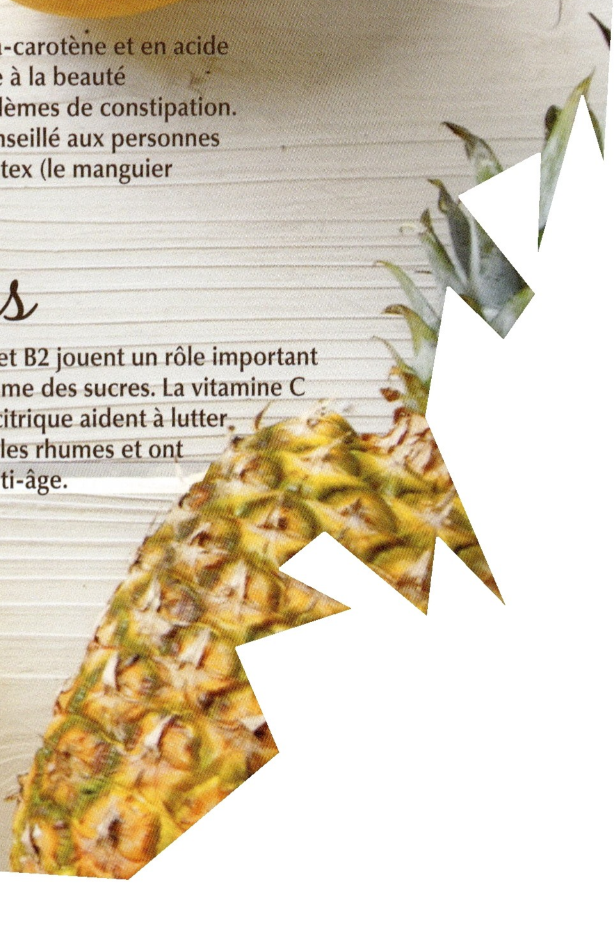

Ananas

Les vitamines B1 et B2 jouent un rôle important dans le métabolisme des sucres. La vitamine C ainsi que l'acide citrique aident à lutter contre la fatigue, les rhumes et ont des propriétés anti-âge.

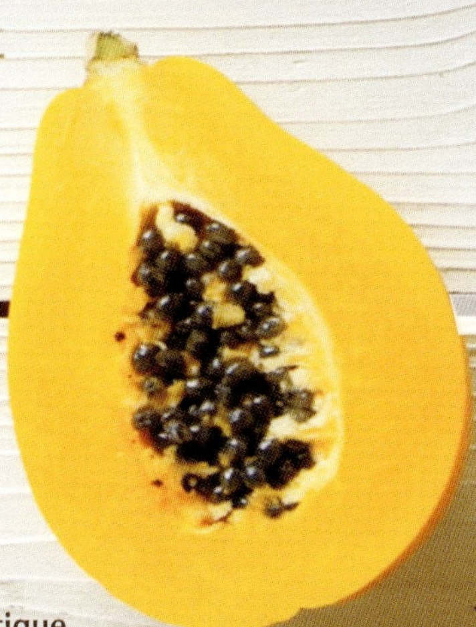

Papaye

La papaye contient (dans le latex entre l'écorce et la pulpe) une enzyme protéolytique (ou protéase, c'est-à-dire une enzyme qui favorise la décomposition des protéines) appelée papaïne, qui facilite la digestion.

Jus jaune-orange 1

INGRÉDIENTS
1 orange (200 g)
1 carotte (200 g)
1 citron (100 g)
1 morceau de gingembre

NUTRIMENTS
Fer
Vitamine A
Vitamine C
Vitamine P
Bêta-carotène
Potassium
Hespéridine
Anthocyanes
Acide citrique
Zingérone
Gingérol

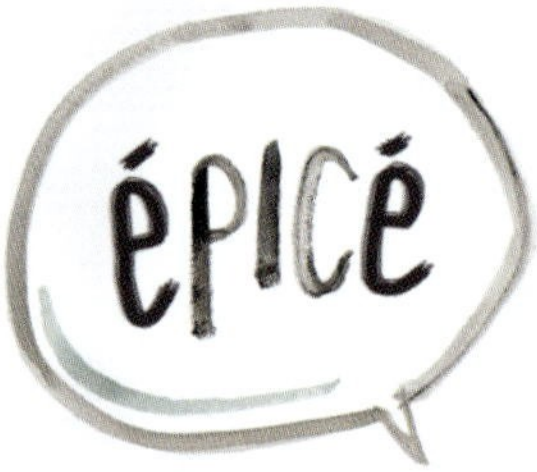

Le gingembre est un rhizome à la saveur piquante et poivrée. Une toute petite quantité suffit à relever les jus ou les plats !

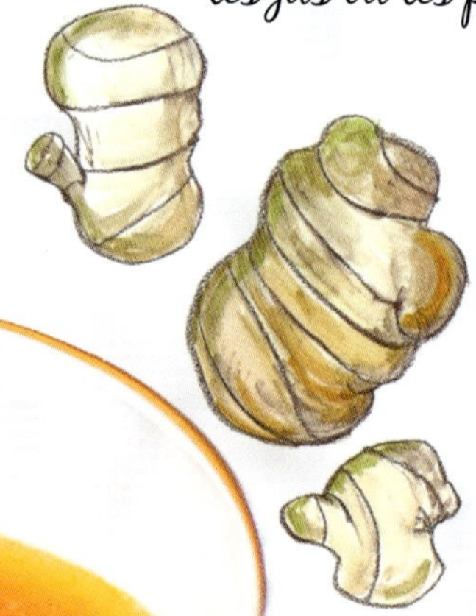

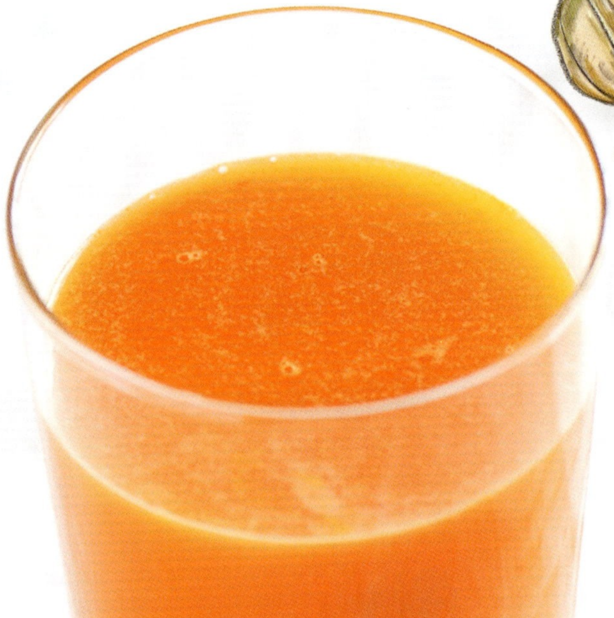

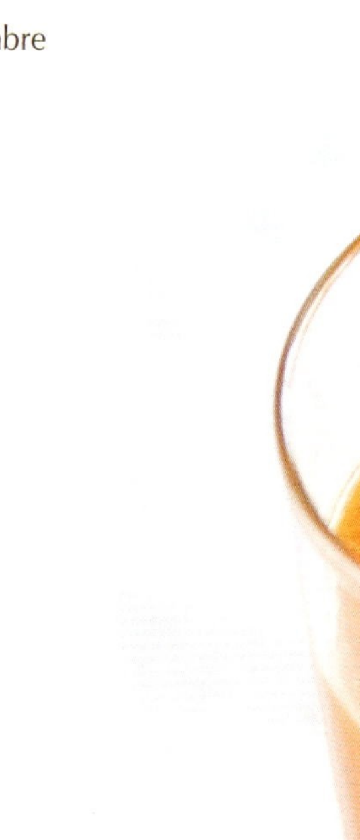

Le sucré de la carotte et l'acidité de l'orange forment un délicieux contraste !

Bon à savoir

L'association carotte, orange et citron est un grand classique. Le gingembre apporte une touche d'originalité. Il possède de nombreuses vertus pour la santé, mais son goût est assez fort. Dosez-le avec modération !

Jus jaune-orange 2

INGRÉDIENTS

1 pomelo rose (380 g)
1 orange (200 g)
1 citron (100 g)
1 morceau de gingembre
½ cuillère à café de poudre de maca

NUTRIMENTS

Vitamine C
Vitamine P
Acide citrique
Lycopène
Carotène
Anthocyanes
Potassium
Hespéridine
Zingérone
Gingérol
Arginine
Minéraux
Saponine

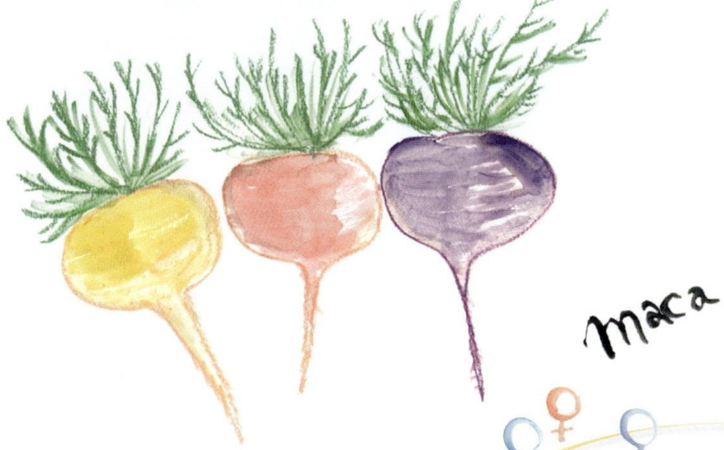

La maca, ou « ginseng péruvien », exportée dans le monde, est un puissant régulateur de l'équilibre hormonal ! N'hésitez pas à intégrer ce superaliment à votre alimentation : il aurait des vertus aphrodisiaques !

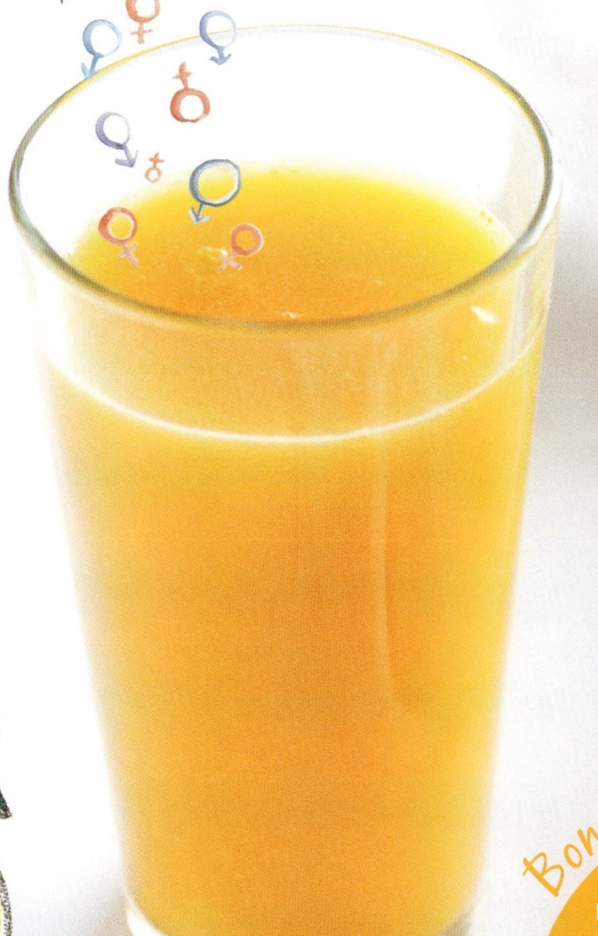

N'incorporez que le jus du citron à cette préparation et utilisez le zeste pour d'autres recettes !

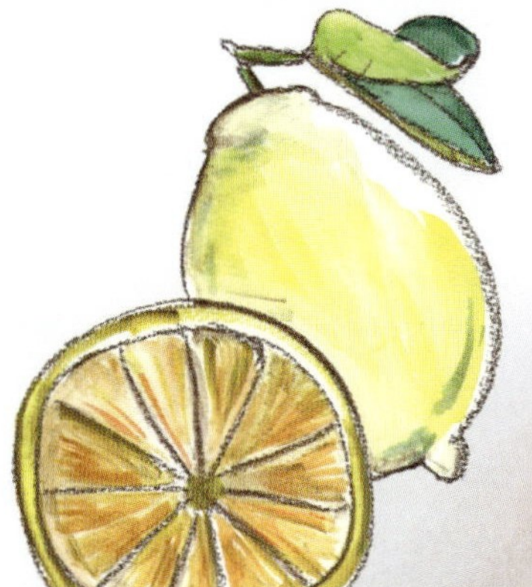

Bon à savoir

La maca se présente sous forme d'une poudre dont le goût légèrement amer peut rebuter au premier abord. Elle possède cependant des vertus très appréciables : elle prévient et guérit les rhumes, lutte contre les troubles liés à la ménopause et les problèmes de fertilité.

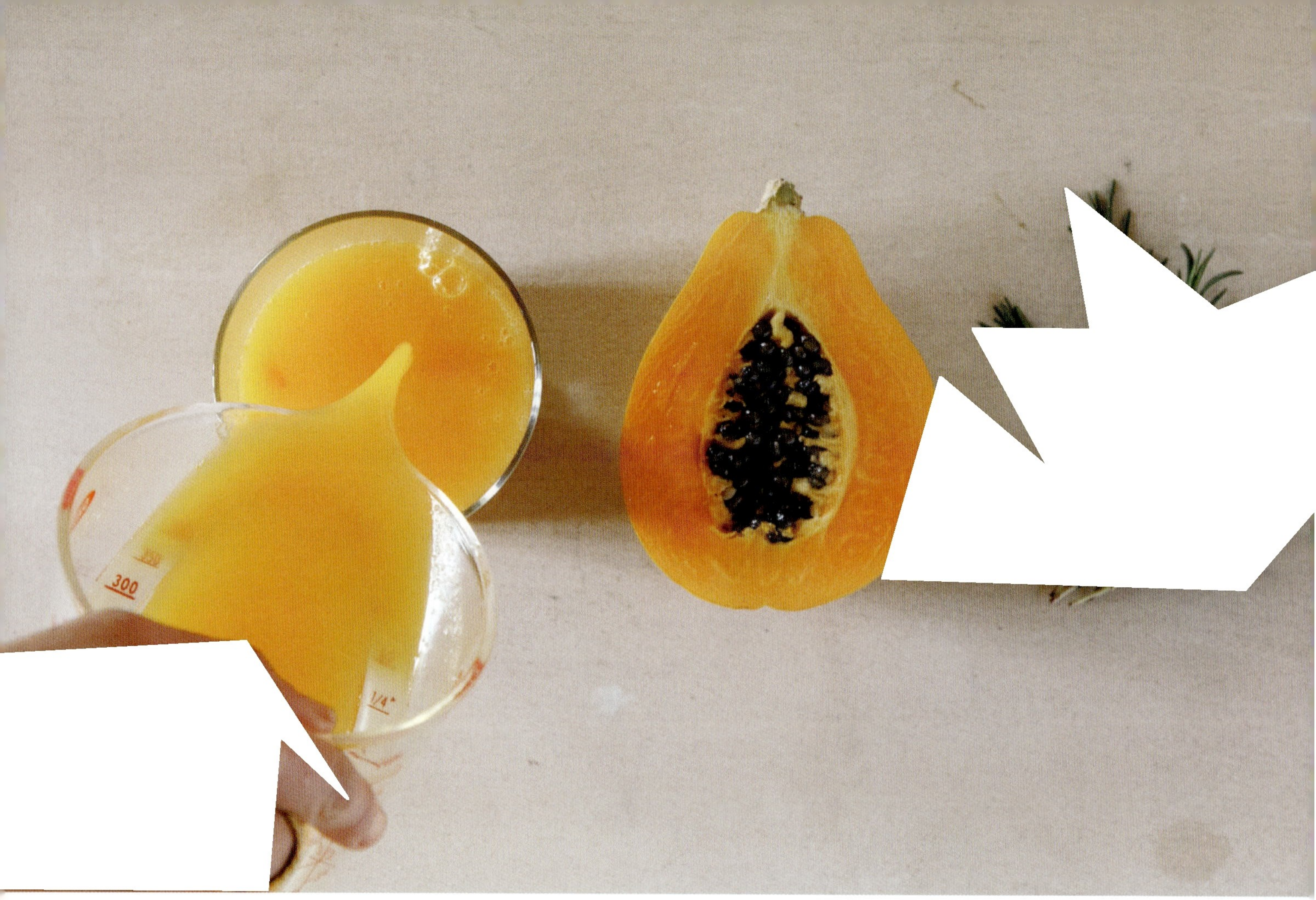

Jus jaune-orange 3

INGRÉDIENTS

1 pomelo (380 g)
½ papaye (200 g)
1 tige de céleri branche (70 g)
½ branche de romarin

NUTRIMENTS

Vitamine C
Acide citrique
Papaïne
Carotène
Lycopène
Vitamine A
Potassium
Flavonoïdes

Bon à savoir

Le pomelo est un agrume particulièrement riche en vitamine C. Celle-ci permet de lutter contre la fatigue et contribue aussi à la beauté de la peau. Le romarin a des vertus apaisantes.

Jus jaune-orange 4

INGRÉDIENTS

1 carotte (200 g)
¼ d'ananas (200 g)
1 citron vert (100 g)
Une poignée de feuilles de menthe (3 g)

NUTRIMENTS

Fer
Vitamine A
Vitamine B1
Vitamine C
Bêta-carotène
Acide citrique
Broméline
Flavonoïdes
Terpènes
Potassium
Menthol

Bon à savoir

L'association ananas, citron vert et menthe compose une saveur douce et rafraîchissante. Le goût de la carotte se marie très bien avec les agrumes.

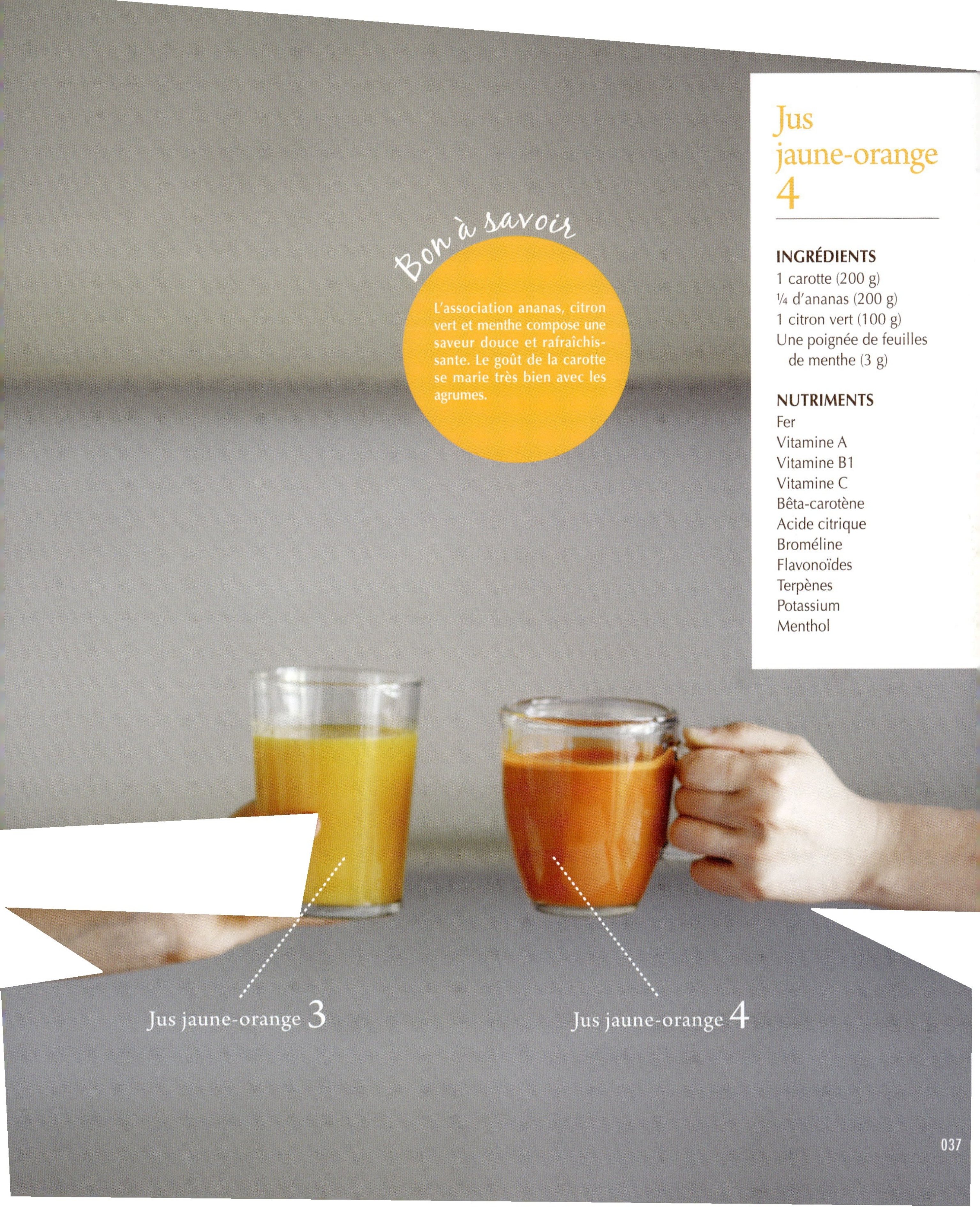

Jus jaune-orange 3

Jus jaune-orange 4

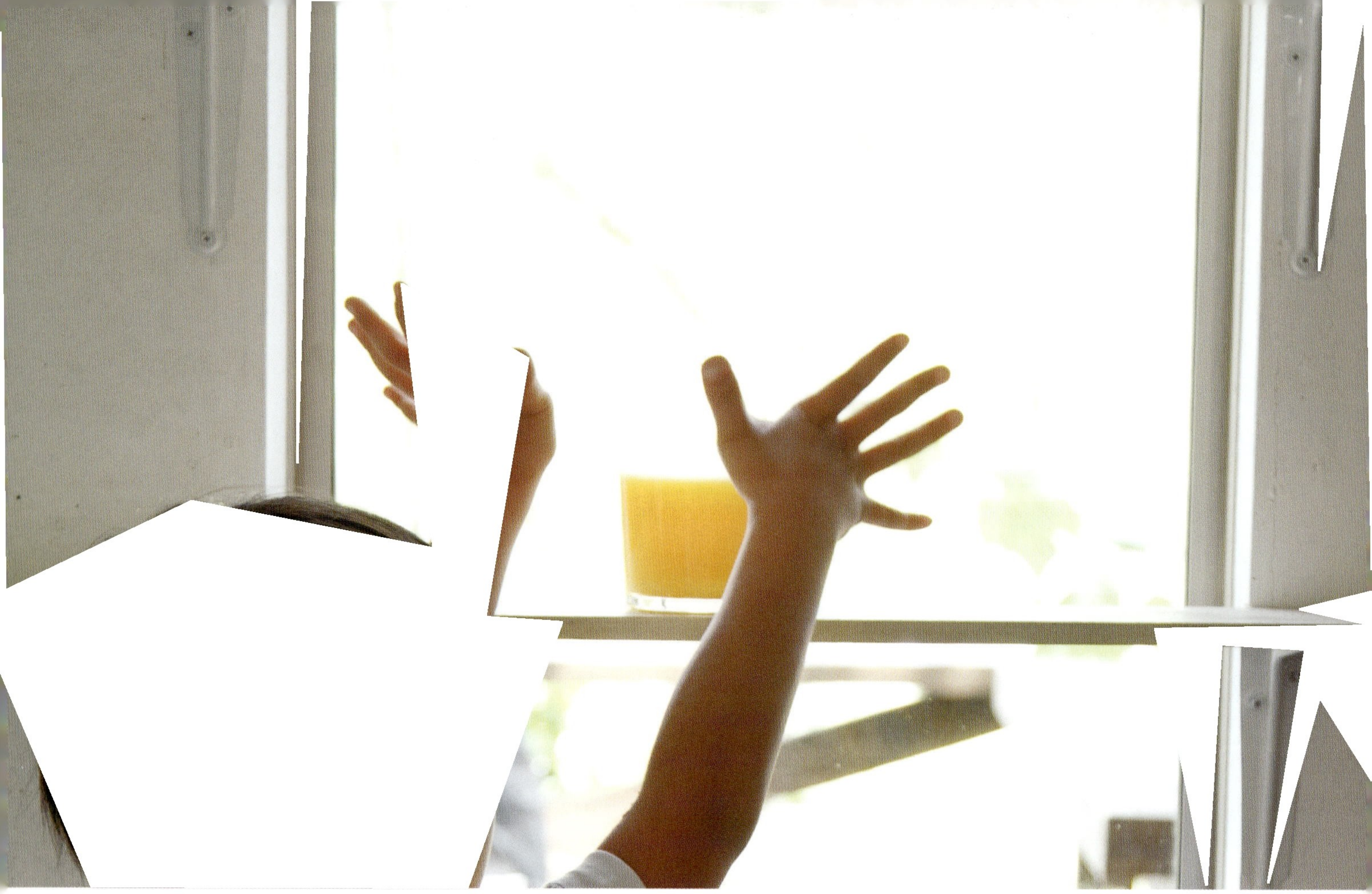

Jus jaune-orange 5

INGRÉDIENTS

1 orange (200 g)
1 poivron jaune (150 g)
1 citron (100 g)
½ pomme (200 g)

NUTRIMENTS

Vitamine A
Vitamine C
Vitamine P
Bêta-carotène
Potassium
Hespéridine
Anthocyanes
Pectine
Quercétine
Acide citrique
Fibres
Minéraux
Saponine

Bon à savoir

Le goût assez prononcé du poivron se marie bien à l'acidité de l'orange et du citron. Si vous préférez atténuer l'acidité, mettez plus de pomme et moins de jus de citron !

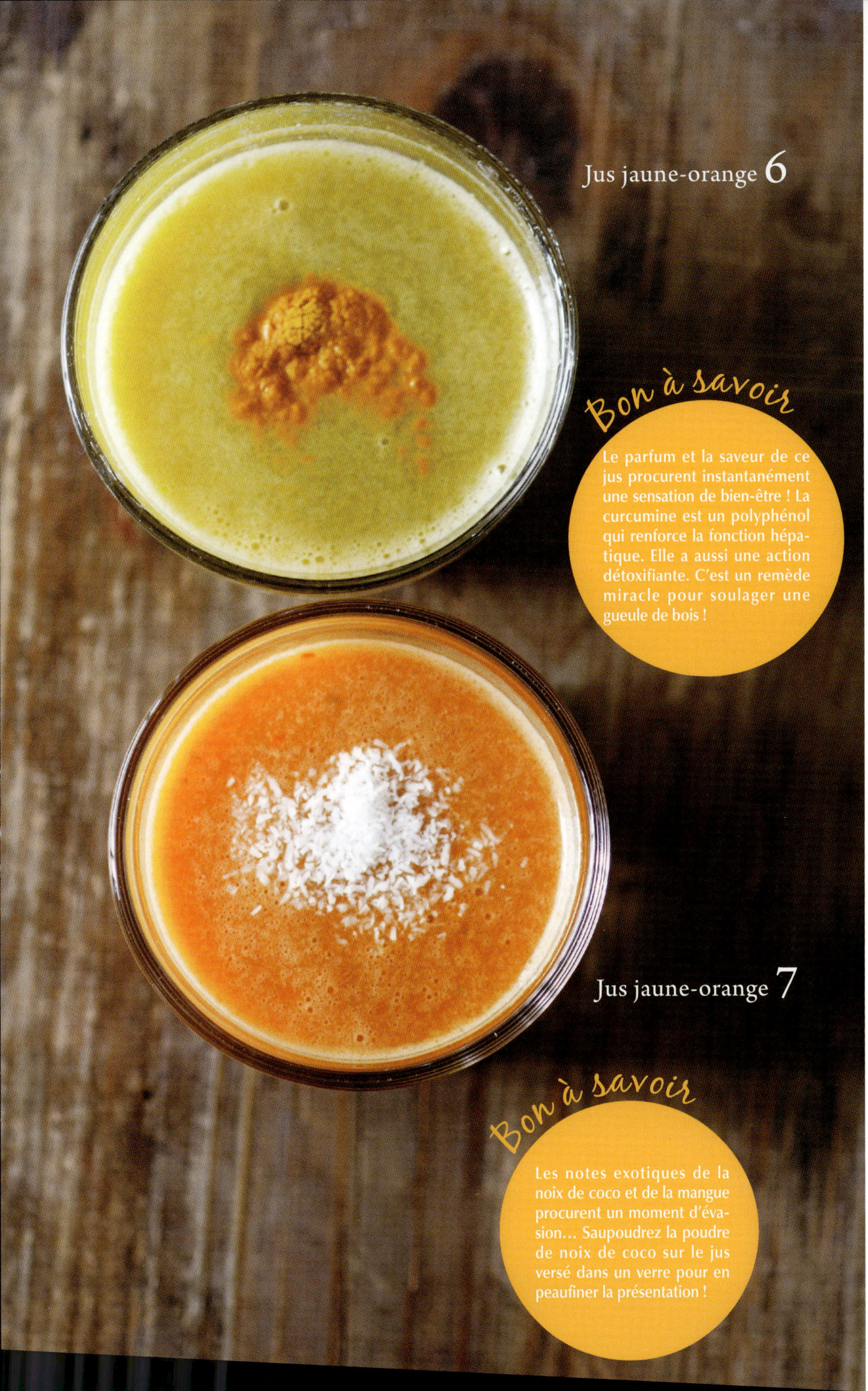

Bon à savoir

Le parfum et la saveur de ce jus procurent instantanément une sensation de bien-être ! La curcumine est un polyphénol qui renforce la fonction hépatique. Elle a aussi une action détoxifiante. C'est un remède miracle pour soulager une gueule de bois !

Bon à savoir

Les notes exotiques de la noix de coco et de la mangue procurent un moment d'évasion... Saupoudrez la poudre de noix de coco sur le jus versé dans un verre pour en peaufiner la présentation !

Jus jaune-orange 6

INGRÉDIENTS

1 orange (200 g)
½ pomme (200 g)
¼ de chou blanc (100 g)
Pincées de curcuma

NUTRIMENTS

Vitamine A
Vitamine C
Vitamine U
Vitamine K
Isothiocyanates
Potassium
Hespéridine
Anthocyanes
Pectine
Quercétine
Curcumine
Flavonoïdes
Minéraux
Saponine

Jus jaune-orange 7

INGRÉDIENTS

1 carotte (200 g)
1 mangue (150 g)
¼ de chou blanc (100 g)
½ citron (50 g)
2 c. à c. de pulpe de noix de coco râpée

NUTRIMENTS

Fer
Vitamine A
Vitamine C
Vitamine P
Vitamine K
Vitamine U
Acide citrique
Bêta-carotène
Potassium
Acide folique
Isothiocyanates

Les jus verts

Les légumes verts sont riches en chlorophylle. Celle-ci a une action antioxydante, contribue à réduire le cholestérol, et aide à lutter contre la fatigue. Elle fluidifie le sang et élimine les toxines. Les légumes verts rebutent certaines personnes par leur goût, mais il suffit d'associer les bons ingrédients pour obtenir des jus savoureux !

Komatsuna

Le komatsuna, ou « épinard moutarde », est une plante de la famille de la moutarde au goût légèrement piquant. Riche en calcium, en bêta-carotène, en vitamine C et en fer, il contribue à la beauté de la peau et a des propriétés anti-âge. Il contient également un caroténoïde (pigment) appelé néoxanthine qui réduit le stockage des graisses. On trouve des récoltes en France.

Épinard

Riches en vitamines, minéraux, et bêta-carotène, les épinards renforcent les os, préviennent l'anémie et contribuent à la beauté de la peau et des cheveux. Mangez des épinards pour refaire le plein d'énergie !

Roquette

L'isothiocyanate d'allyle, qui donne son piquant à la roquette, aurait des propriétés antioxydantes et anticancéreuses. Riche en vitamines, en magnésium et autres minéraux, la roquette contribue à la beauté de la peau. Elle aide également à réduire les problèmes de rétention d'eau et d'œdèmes grâce à ses propriétés diurétiques.

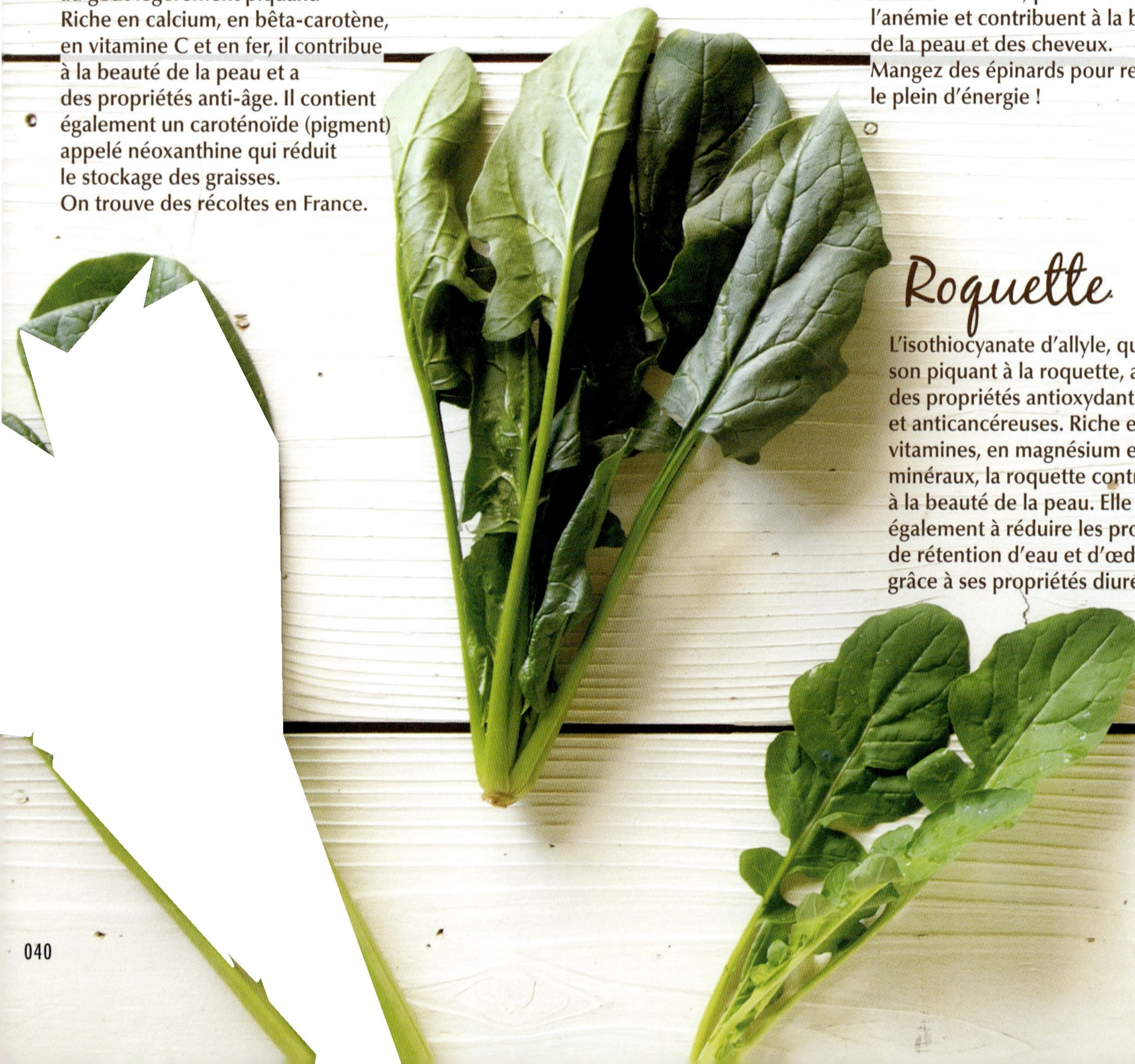

Concombre

le concombre a des propriétés diurétiques et aide à réduire les œdèmes. La cucurbitacine, qui donne au concombre sa saveur légèrement amère, contribue à la beauté de la peau et aurait des propriétés anticancéreuses et anti-inflammatoires.

Citron vert

L'acide citrique aide à éliminer l'acide lactique qui se forme dans les muscles après un effort physique intense. Les terpènes, qui donnent au citron son délicieux arôme, ont un effet très relaxant. Également riche en potassium, le citron a des propriétés diurétiques, aide à réduire les œdèmes et à faire baisser la tension.

Herbes aromatiques

Persil, basilic, menthe, ciboulette ou coriandre… Il en existe une grande variété, procurant toutes sortes de bienfaits. Les herbes aromatisent agréablement les jus et leurs parfums ont des vertus relaxantes.

Chrysanthème comestible

(*Chrysanthemum coronarium*)

Ingrédient couramment utilisé dans la cuisine japonaise, le chrysanthème comestible n'est pas encore tout à fait entré dans les habitudes alimentaires occidentales. Il se cultive cependant très facilement en France, où il pousse même à l'état sauvage ! Riche en bêta-carotène, il contribue à la santé de la peau et des muqueuses et renforce le système immunitaire. La vitamine K permettrait de prévenir l'ostéoporose et de lutter contre l'hypertension artérielle.

Jus vert 1

INGRÉDIENTS
4 pieds d'épinard (300 g)
¼ de chou blanc (100 g)
1 citron vert (100 g)
½ citron (50 g)
1 branche de basilic (5 g)
1 cuillère à café d'huile d'olive vierge extra

NUTRIMENTS
Potassium
Calcium
Bêta-carotène
Vitamine C
Vitamine E
Vitamine K
Vitamine P
Vitamine U
Isothiocyanates
Acide citrique
Flavonoïdes
Terpènes
Magnésium
Fer
Acide oléique
Polyphénols

Déchirez les feuilles de chou à la main.

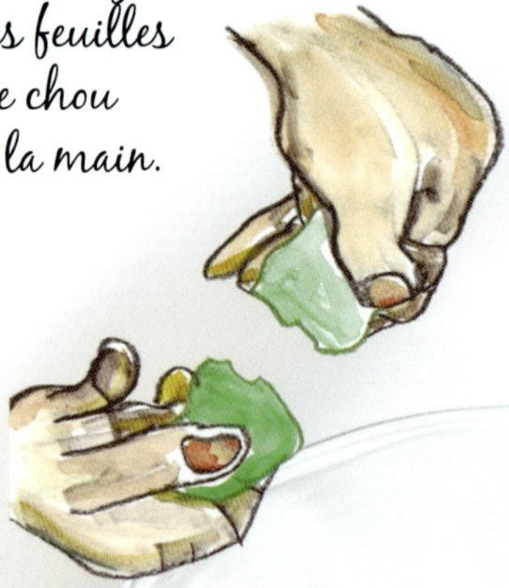

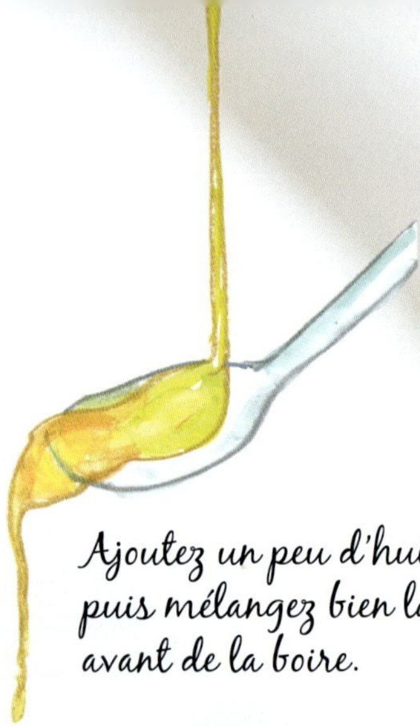

Ajoutez un peu d'huile d'olive, puis mélangez bien la préparation avant de la boire.

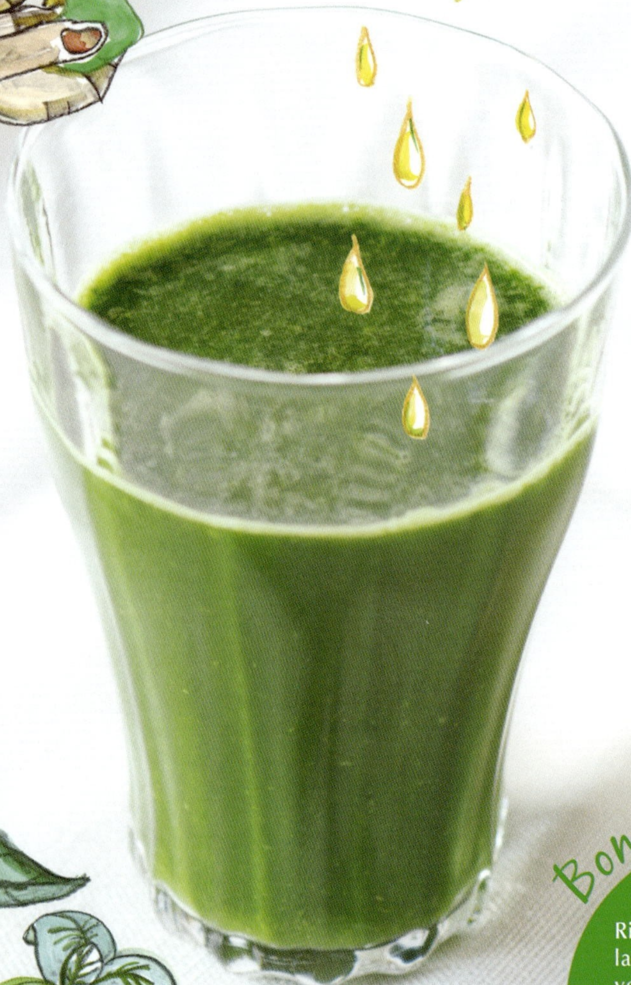

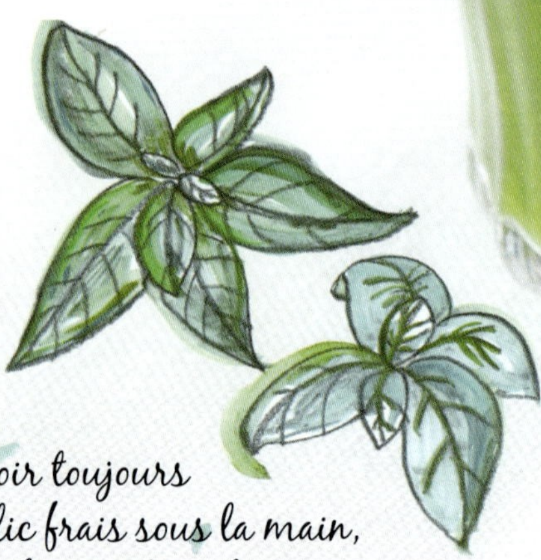

Pour avoir toujours du basilic frais sous la main, cultivez-le en pot ou dans votre jardin !

Bon à savoir

Rien de plus tonifiant que la combinaison du citron vert et du citron jaune ! L'arôme du basilic est très agréable. Il contient du bêta-carotène, un anti-oxydant aux vertus anti-âge.

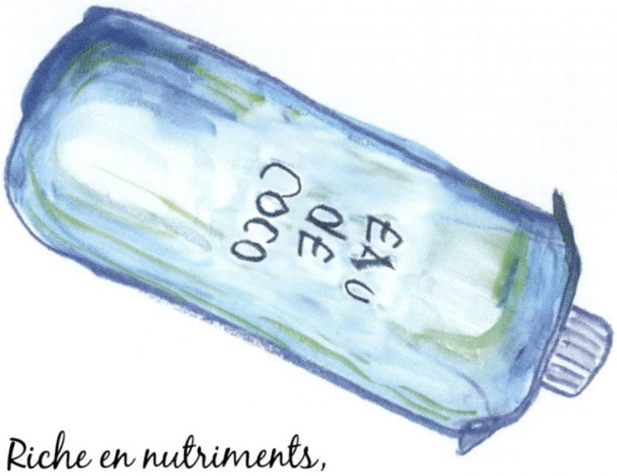

Pour avoir toujours de la menthe fraîche sous la main, cultivez-la en pot ou dans votre jardin !

Riche en nutriments, l'eau de coco est un aide-minceur très efficace.

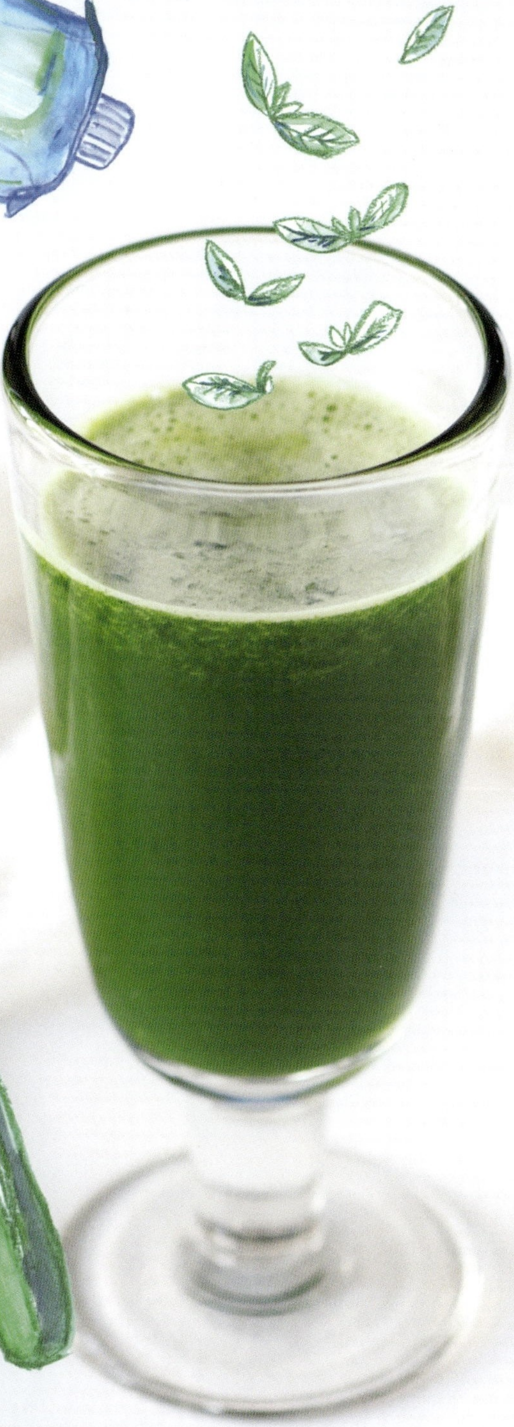

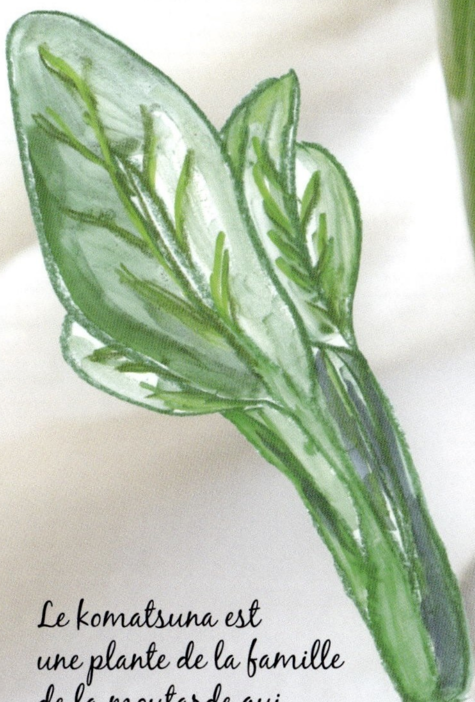

Le komatsuna est une plante de la famille de la moutarde qui contient plus de fer que les épinards.

Jus vert 2

INGRÉDIENTS

3 pieds de komatsuna (250 g)
1 pomme (400 g)
Une poignée de feuilles de menthe (3 g)
200 ml d'eau de coco

NUTRIMENTS

Calcium
Potassium
Fer
Bêta-carotène
Vitamine A
Vitamine C
Vitamine K
Pectine
Quercétine
Menthol
Manganèse

Bon à savoir

Versez l'eau de coco dans l'extracteur avec les autres ingrédients. Cette eau à haute teneur en électrolytes (potassium, calcium) possède un fort pouvoir désaltérant et hydratant. Elle stimule le métabolisme et a une action détoxifiante. Elle contribue aussi à la beauté de la peau.

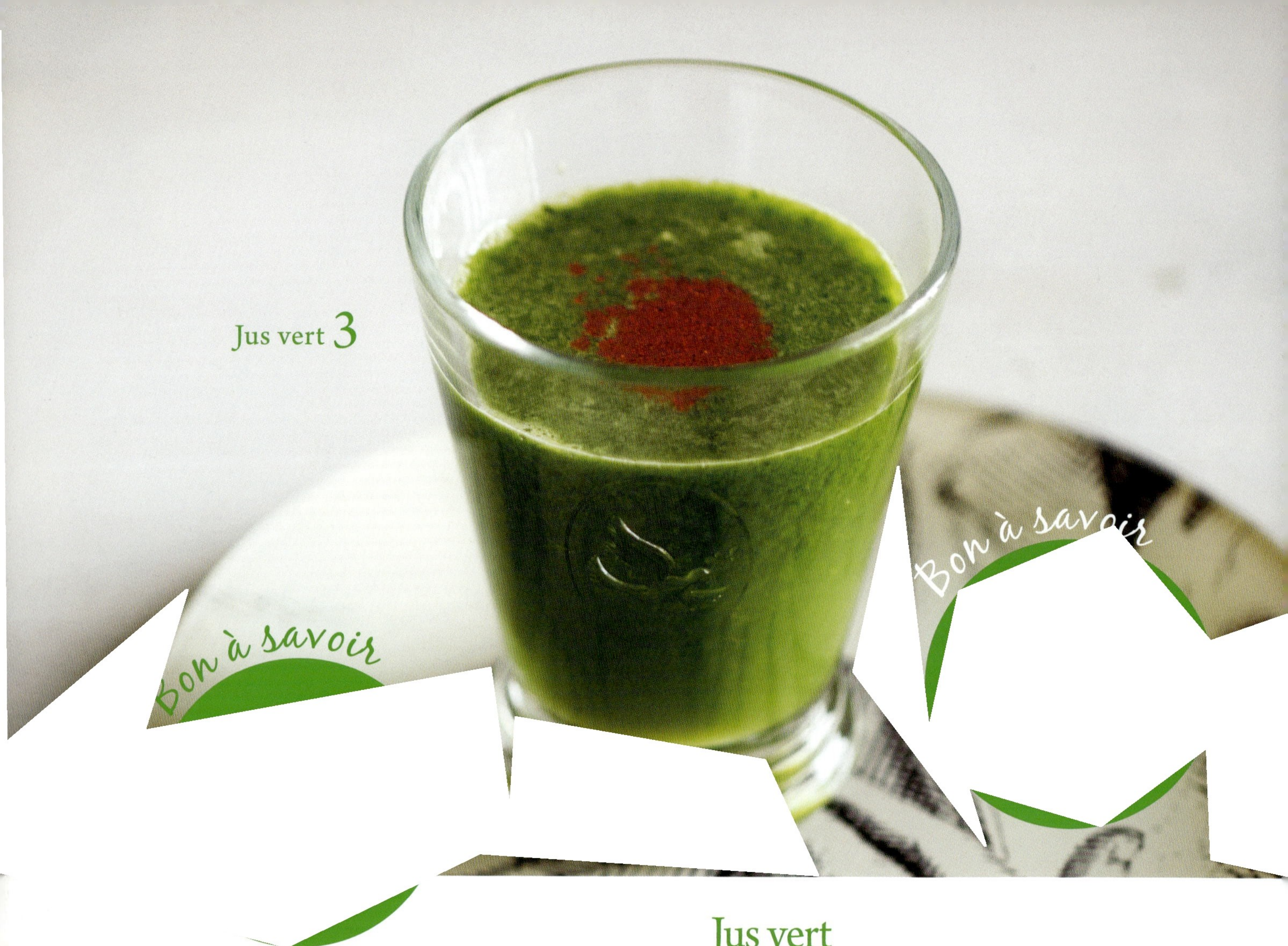

Jus vert 3

INGRÉDIENTS
½ laitue (120 g)
¼ d'ananas (200 g)
1 citron (100 g)
4 branches de chrysanthème de printemps (70 g) (On en trouve dans les épiceries asiatiques)
Un peu de poivre de Cayenne

NUTRIMENTS
Potassium
Bêta-carotène
Vitamine B1
Vitamine C
Vitamine E
Vitamine K
Vitamine P
Acide citrique
Calcium
Fer
Broméline
Saponine
Capsanthine
Capsaïcine

Jus vert 4

INGRÉDIENTS
2 pieds de komatsuna (160g)
De la roquette (50 g)
Quelques brins de coriandre (30 g)
1 orange (200 g)
1 citron (100 g)

NUTRIMENTS
Calcium
Potassium
Fer
Bêta-carotène
Vitamine A
Vitamine B2
Vitamine C
Vitamine E
Vitamine K
Vitamine P
Magnésium
Phosphore
Isothiocyanates d'allyle
Hespéridine
Anthocyanes
Acide citrique

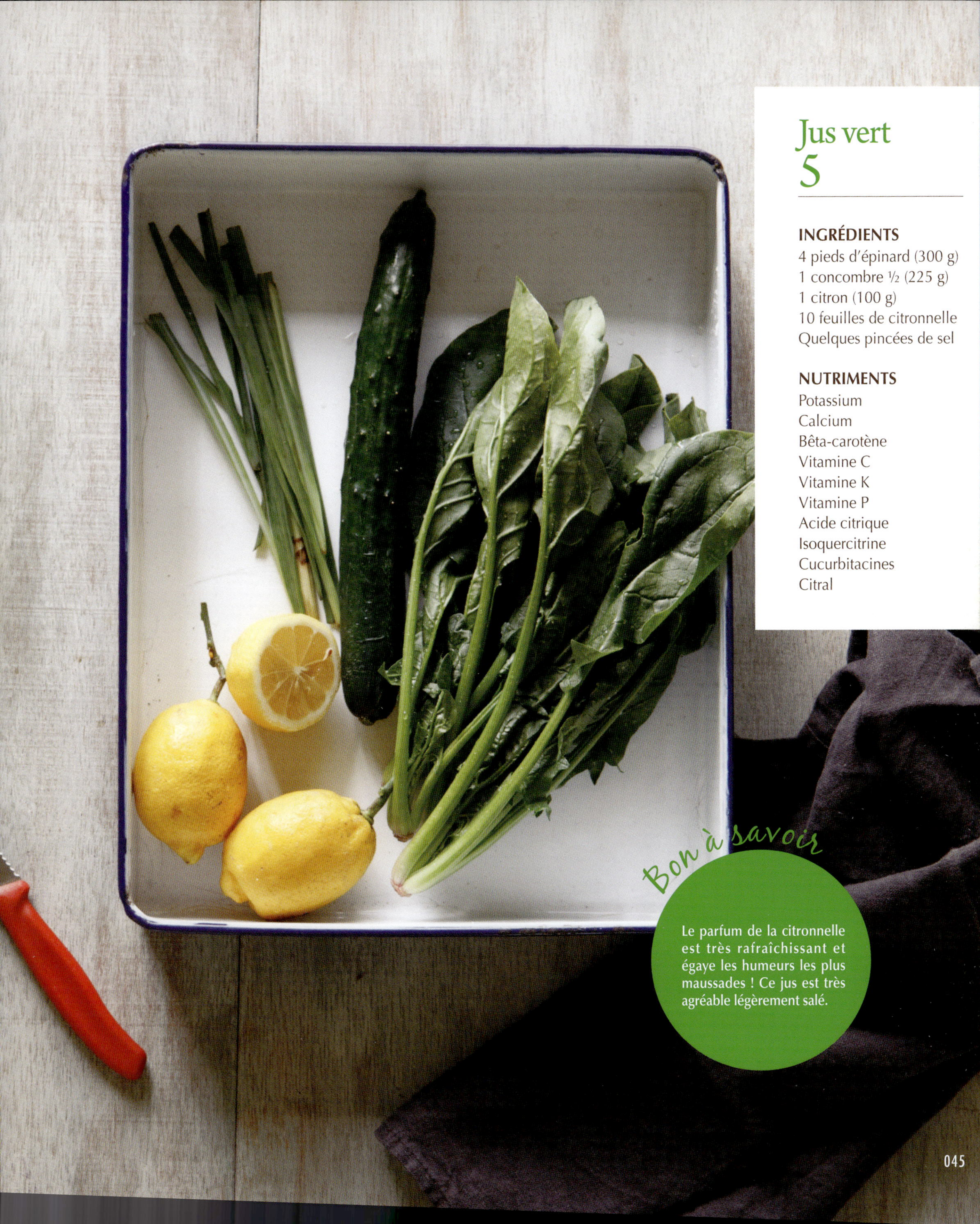

Jus vert 5

INGRÉDIENTS

4 pieds d'épinard (300 g)
1 concombre ½ (225 g)
1 citron (100 g)
10 feuilles de citronnelle
Quelques pincées de sel

NUTRIMENTS

Potassium
Calcium
Bêta-carotène
Vitamine C
Vitamine K
Vitamine P
Acide citrique
Isoquercitrine
Cucurbitacines
Citral

Bon à savoir

Le parfum de la citronnelle est très rafraîchissant et égaye les humeurs les plus maussades ! Ce jus est très agréable légèrement salé.

Jus vert 6

INGRÉDIENTS

¼ de melon (250 g)
1 concombre (150 g)
1 navet (100 g)
Fanes de navet (50 g)
10 grains de raisin muscat
Quelques brins de persil (5 g)
Quelques cuillérées de poudre de thé vert matcha

NUTRIMENTS

Potassium
Vitamine A
Vitamine B1
Vitamine C
Vitamine E
Vitamine K
Diastase
Amylase
Isoquercitrine
Cucurbitacines
Acide citrique
Acide pantothénique (ou vitamine B5)
Acide organique
Adénosine
Terpènes
Polyphénols
Glucose, fructose
Calcium
Bêta-carotène
Fer
Pinènes
Apiol
Acide folique (ou vitamine B9)

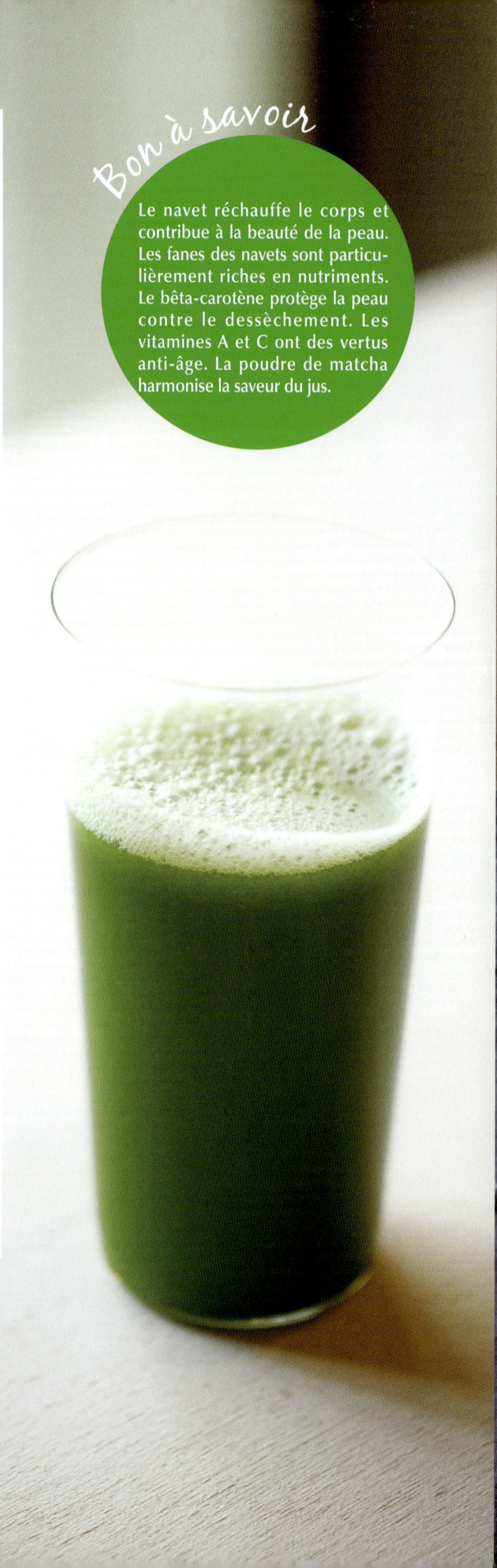

Bon à savoir

Le navet réchauffe le corps et contribue à la beauté de la peau. Les fanes des navets sont particulièrement riches en nutriments. Le bêta-carotène protège la peau contre le dessèchement. Les vitamines A et C ont des vertus anti-âge. La poudre de matcha harmonise la saveur du jus.

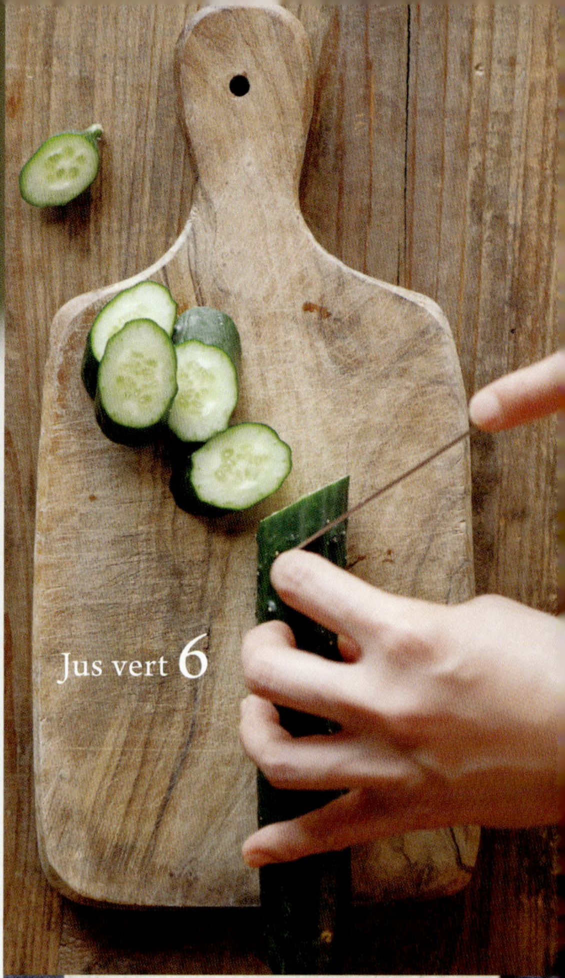

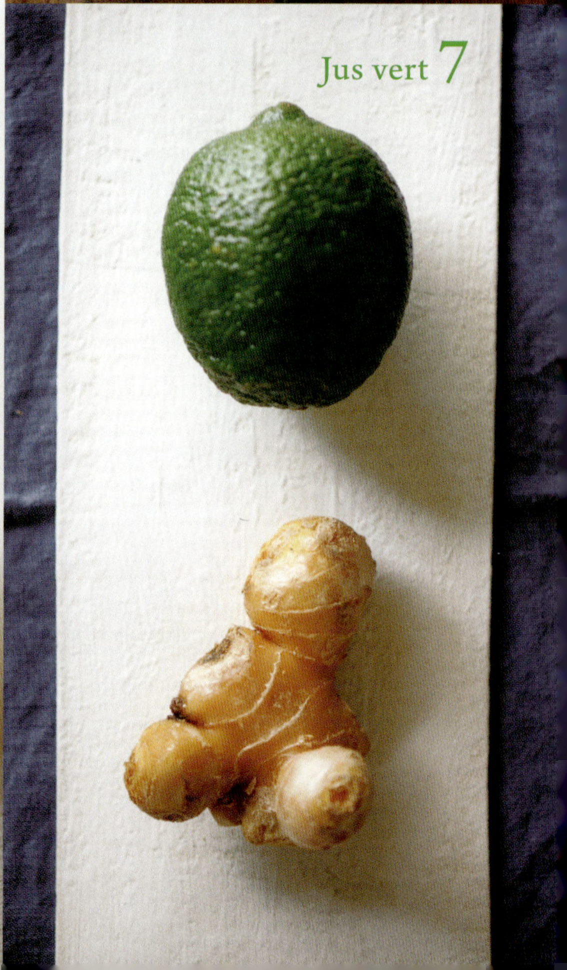

Jus vert 7

INGRÉDIENTS
1 pomelo (380 g)
2 pieds d'épinard (150 g)
½ citron vert (50 g)
1 morceau de gingembre
½ pointe de piment

NUTRIMENTS
Potassium
Calcium
Bêta-carotène
Vitamine C
Vitamine K
Acide citrique
Flavonoïdes
Terpènes
Zingérone
Gingérol
Capsaïcine

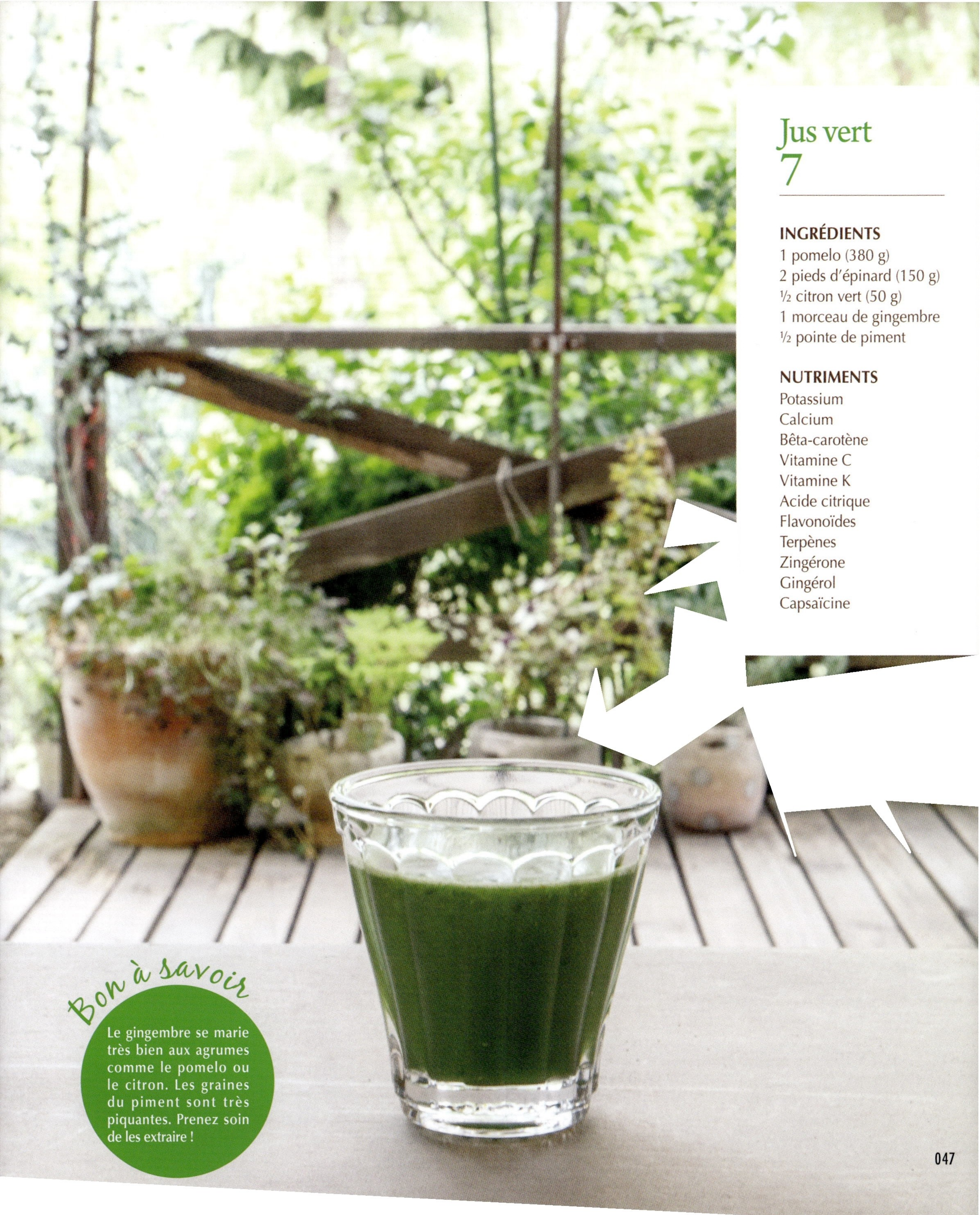

Bon à savoir

Le gingembre se marie très bien aux agrumes comme le pomelo ou le citron. Les graines du piment sont très piquantes. Prenez soin de les extraire !

Les jus violets

Les anthocyanes sont des pigments naturels qui donnent aux fruits et légumes une couleur allant du rouge au pourpre. Appartenant à la grande famille des polyphénols, ce sont de puissants antioxydants. Les vertus de la myrtille pour soulager la fatigue oculaire et préserver une bonne vision sont reconnues depuis longtemps. Selon les psychologues de la couleur, le violet aurait aussi le pouvoir d'apaiser l'esprit…

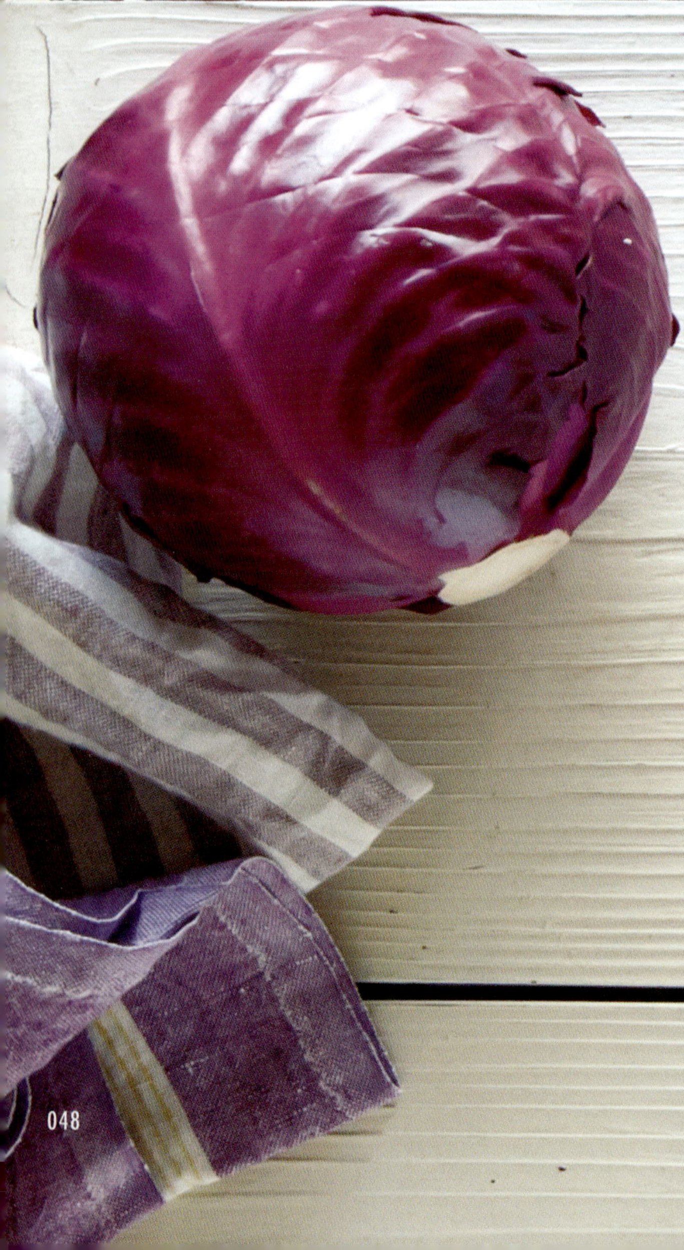

Chou rouge

Le chou rouge est riche en vitamine C et contient plus de vitamine K qu'un chou blanc. La vitamine C protège contre le rhume et contribue à la beauté de la peau. La vitamine K a un rôle important dans la fixation du calcium par les os et intervient dans la coagulation du sang. Le chou rouge a également des propriétés digestives très appréciables.

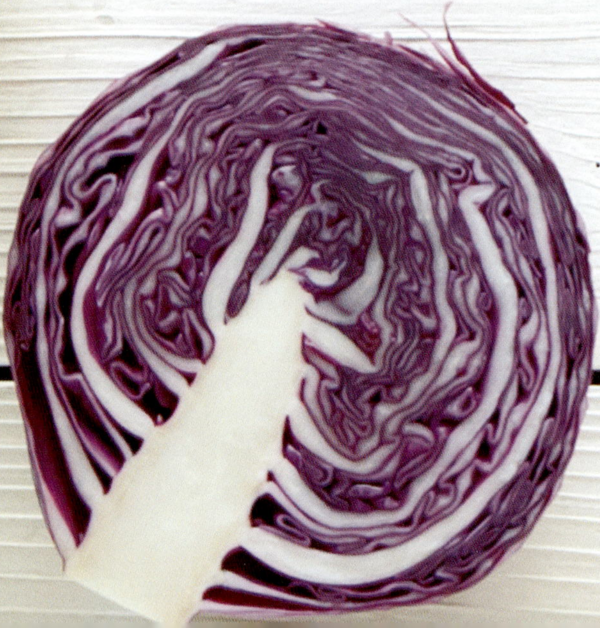

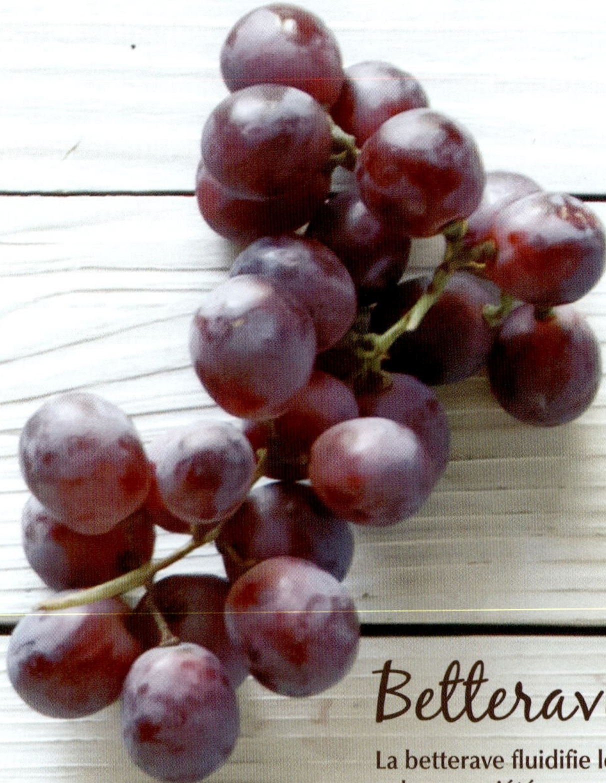

Raisin

C'est le fruit de prédilection des sportifs ! Riche en fructose et en glucose, il permet de répondre rapidement aux besoins énergétiques liés à l'effort.
La peau des grains de raisin contient des anthocyanes et du resvératrol, des polyphénols qui contribuent à la beauté de la peau et soulagent la fatigue oculaire.

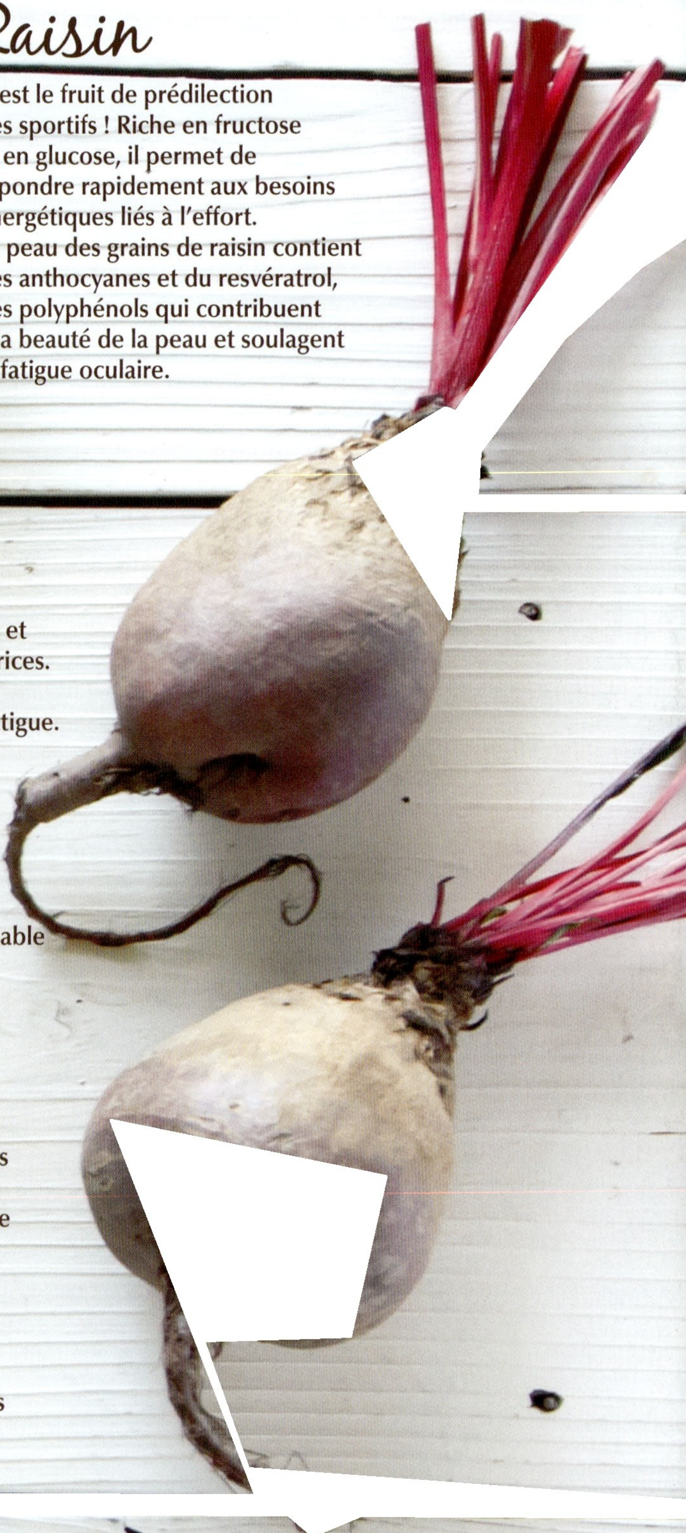

Betterave

La betterave fluidifie le sang et a des propriétés vasodilatatrices.
En améliorant la circulation, elle aide à lutter contre la fatigue.
Riche en fibres, elle facilite le transit intestinal.
Elle contient également un composé appelé bétaïne qui réduit l'accumulation des graisses dans le foie.
C'est un légume incontournable des régimes minceur !

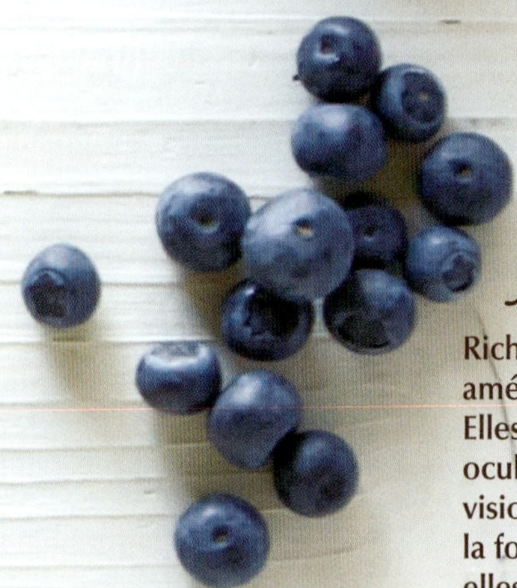

Myrtille

Riches en anthocyanes, les myrtilles améliorent la circulation sanguine.
Elles aident à lutter contre la fatigue oculaire et à préserver une bonne vision. Contribuant à réduire la formation de radicaux libres, elles auraient des vertus anti-âge, anticancéreuses, et permettraient également de prévenir les maladies cérébrales dégénératives (maladie d'Alzheimer et de Parkinson).

Jus violet
1

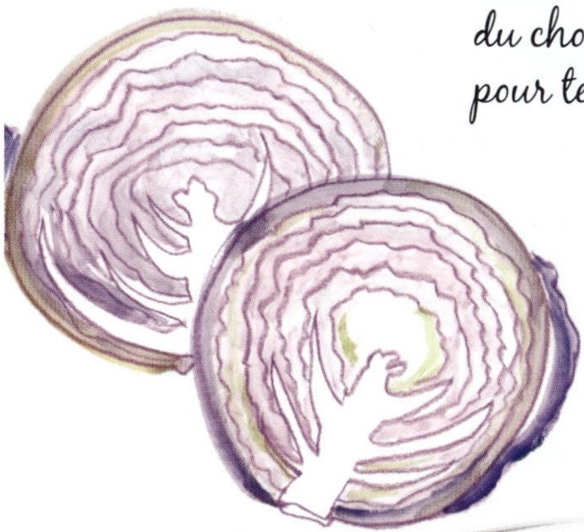

De la fin de l'été jusqu'en hiver, c'est la pleine saison du chou rouge. Profitez-en pour tester ce jus !

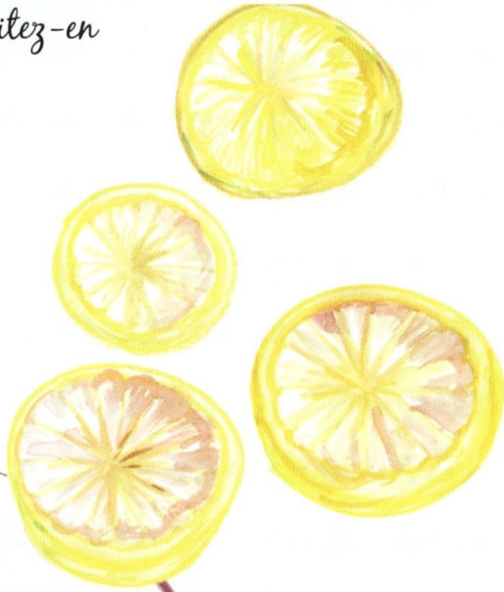

INGRÉDIENTS

¼ de chou rouge (150 g)
1 tige de céleri branche (70 g)
½ pomelo (190 g)
1 citron (100 g)
½ citron vert (50 g)

NUTRIMENTS

Vitamine A
Vitamine C
Vitamine K
Vitamine P
Vitamine U
Isothiocyanates
Anthocyanes
Potassium
Acide citrique
Flavonoïdes
Terpènes

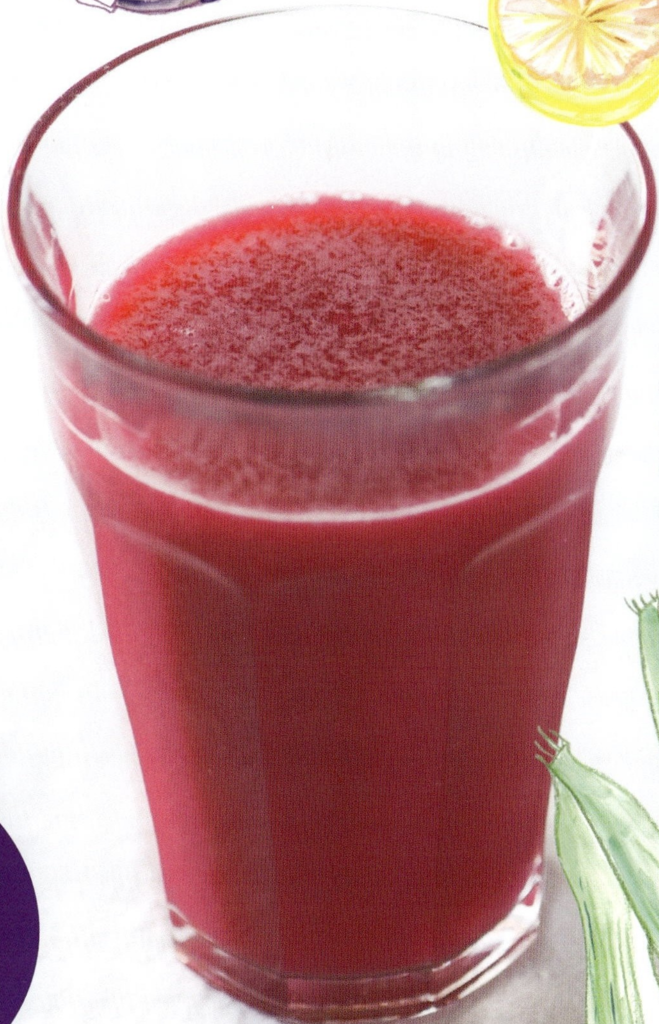

L'acidité des agrumes contrebalance le goût parfois rebutant du chou.

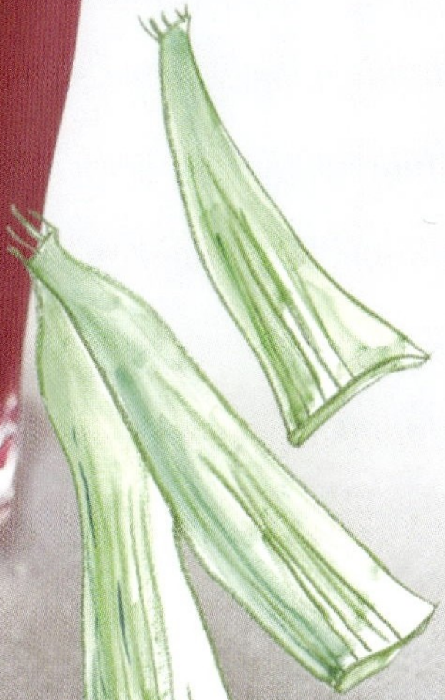

Bon à savoir

Pelez les agrumes, mais conservez partiellement l'enveloppe blanche appelée albédo. Bien qu'amère, elle est riche en fibres : elle stimule la digestion et aide à réduire le cholestérol !

Le parfum du céleri est délicieusement apaisant.

Jus violet
2

INGRÉDIENTS

½ chou rouge (300 g)
10 grains de raisin (60 g)
1 pomme (400 g)
1 citron (100 g)

NUTRIMENTS

Vitamine A
Vitamine C
Vitamine K
Vitamine P
Vitamine U
Isothiocyanates
Anthocyanes
Glucose, fructose
Fer
Resvératrol
Acide linoléique
(ou Oméga-6)
Potassium
Pectine
Quercétine
Acide citrique

Action détox !
Aide-minceur !
Jeunesse
et beauté de la peau !

Bon à savoir

Un légume et un fruit, tous les deux violets, tout simplement associés à de la pomme et du citron ! Un jus minceur très agréable !

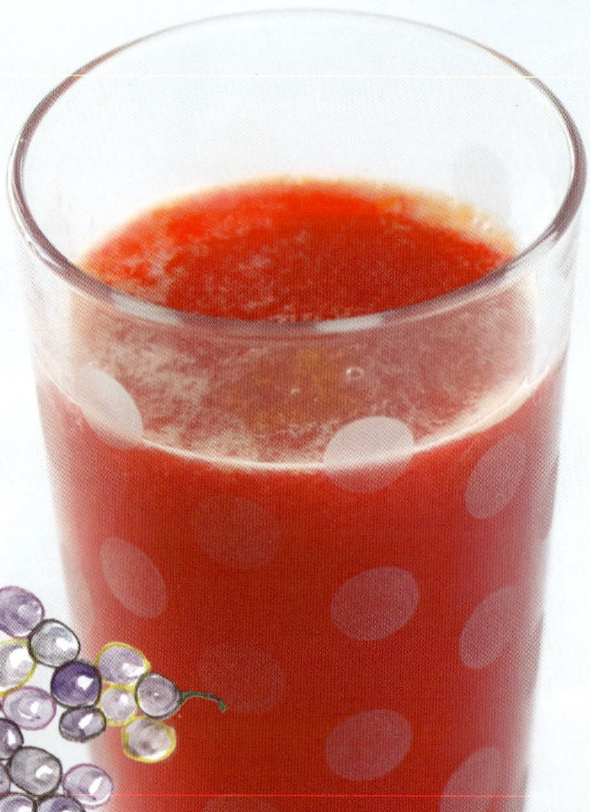

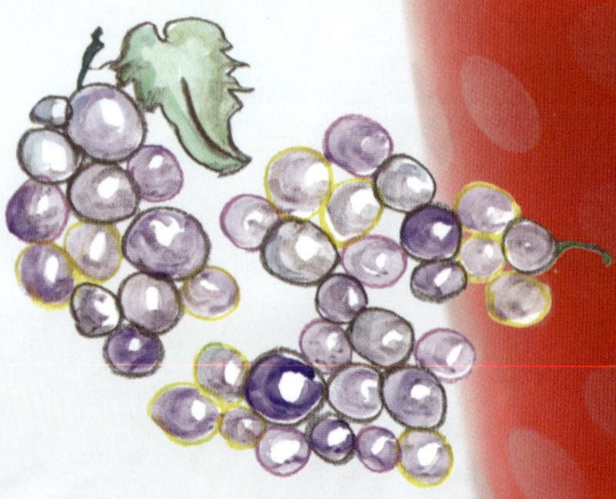

Lavez les grains de raisin et mettez-les dans l'extracteur sans retirer la peau ni les pépins.

Idéal pour un régime minceur !

Perte de poids

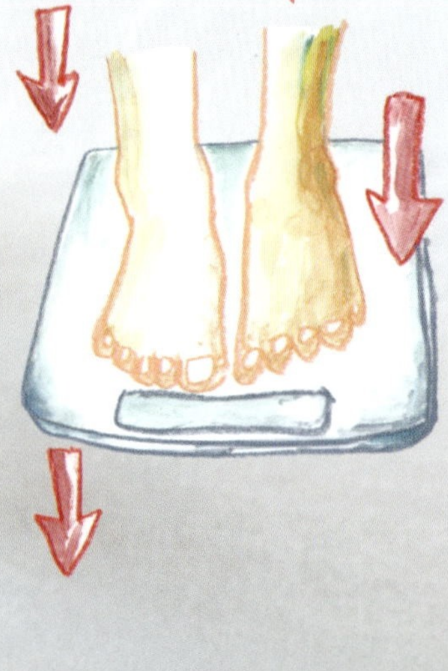

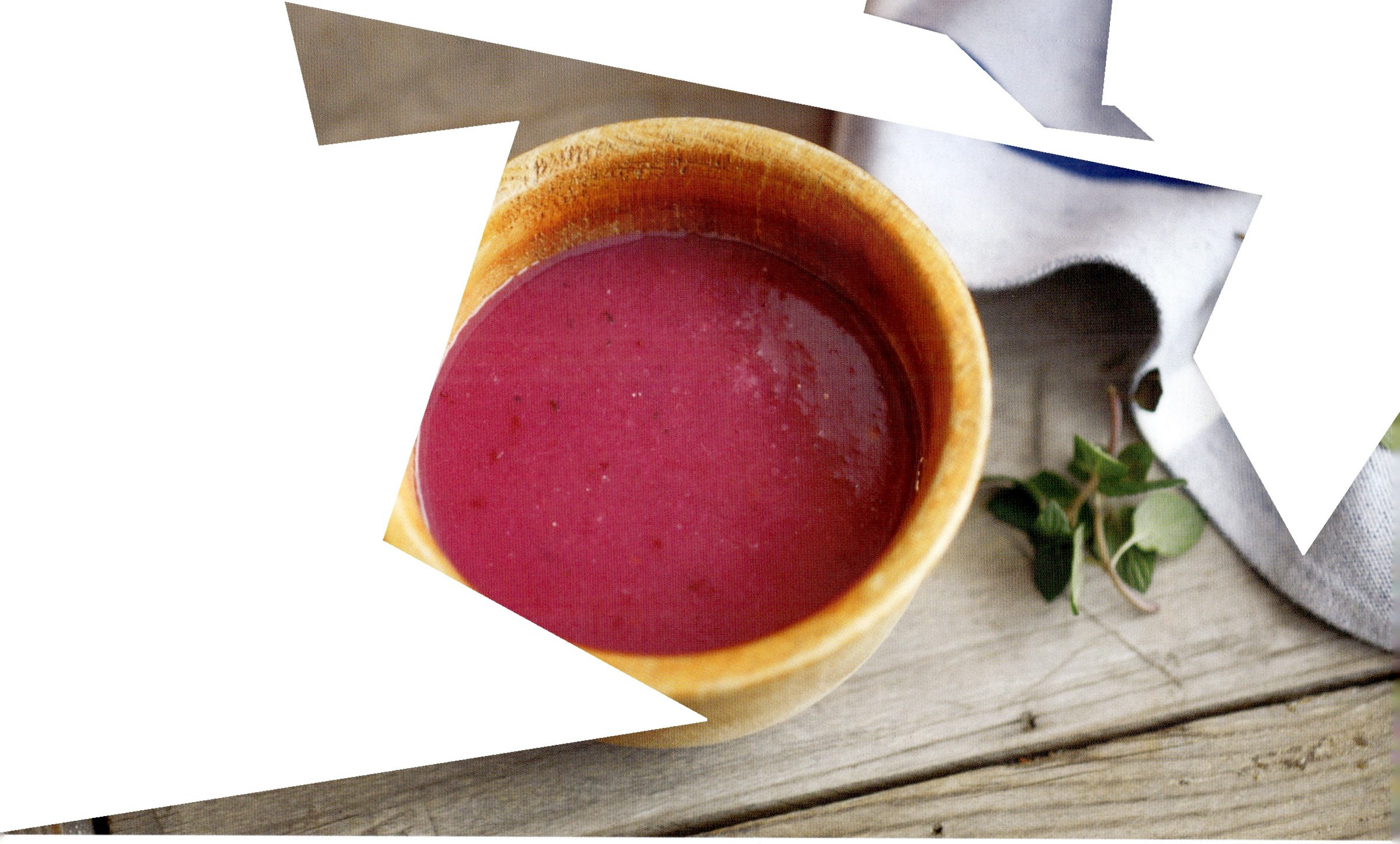

Jus violet
3

INGRÉDIENTS
½ chou rouge (300 g)
1 pomelo (env. 380 g)
1 morceau de gingembre
2 poignées de feuilles de menthe (6 g)
Un filet de sirop d'agave

NUTRIMENTS
Vitamine C
Vitamine U
Vitamine K
Acide citrique
Isothiocyanates
Anthocyanes
Zingérone
Gingérol
Menthol

Bon à savoir

Atténuez l'amertume en ajoutant un filet de sirop d'agave. Ce sirop à faible index glycémique remplace avantageusement le sucre dans le cadre d'un régime, mais attention à ne pas en abuser.

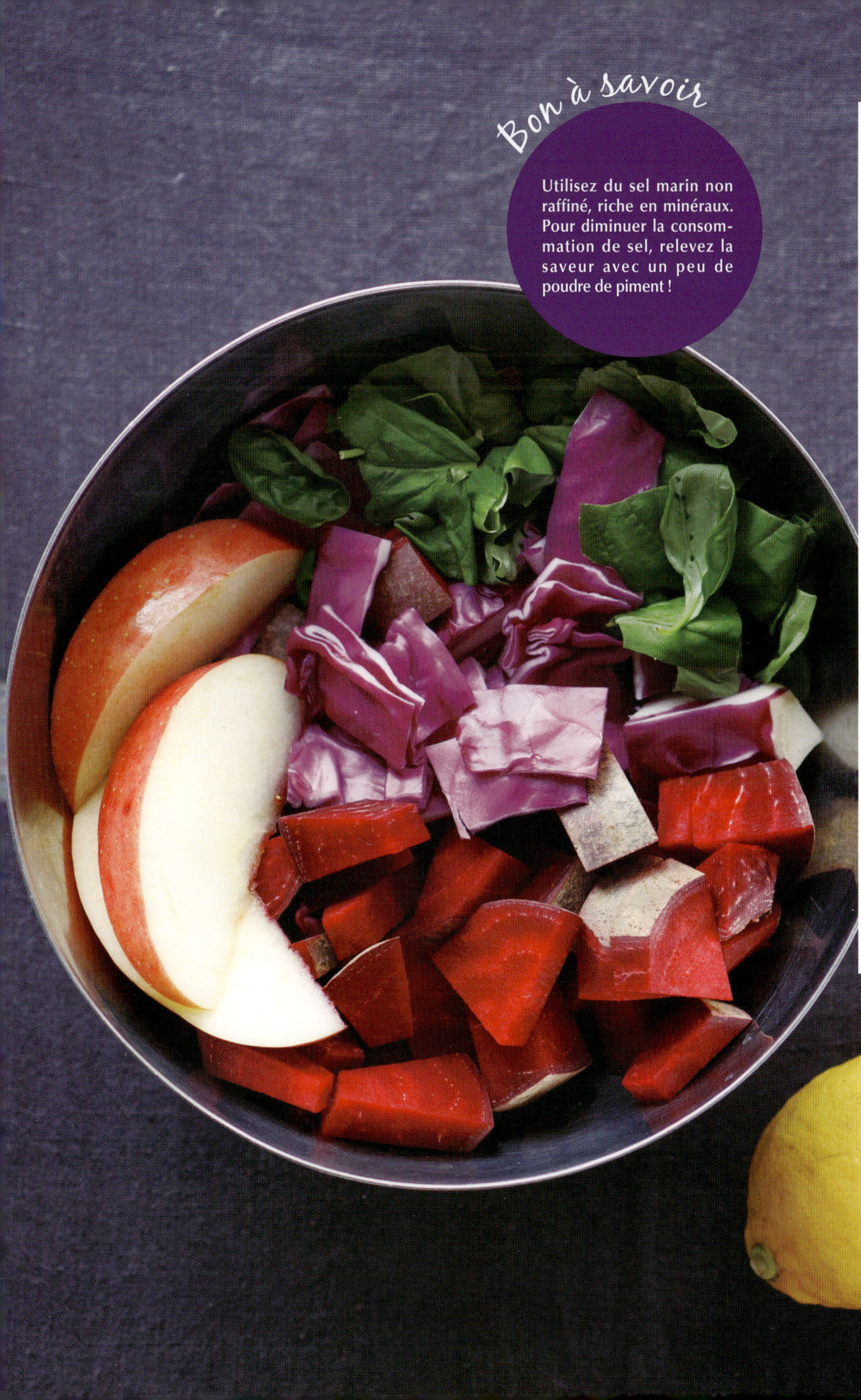

Bon à savoir

Utilisez du sel marin non raffiné, riche en minéraux. Pour diminuer la consommation de sel, relevez la saveur avec un peu de poudre de piment !

Jus violet
4

INGRÉDIENTS

¼ de chou rouge (150 g)
1 betterave (180 g)
1 citron (100 g)
¼ de pomme (100 g)
1 branche de basilic (5 g)
Quelques pincées de sel marin

NUTRIMENTS

Vitamine A
Vitamine C
Vitamine E
Vitamine K
Vitamine P
Vitamine U
Acide citrique
Isothiocyanates
Anthocyanes
Potassium
Sodium
Calcium
Magnésium
Bétaïne
Bétacyanines
Fer
Pectine
Quercétine

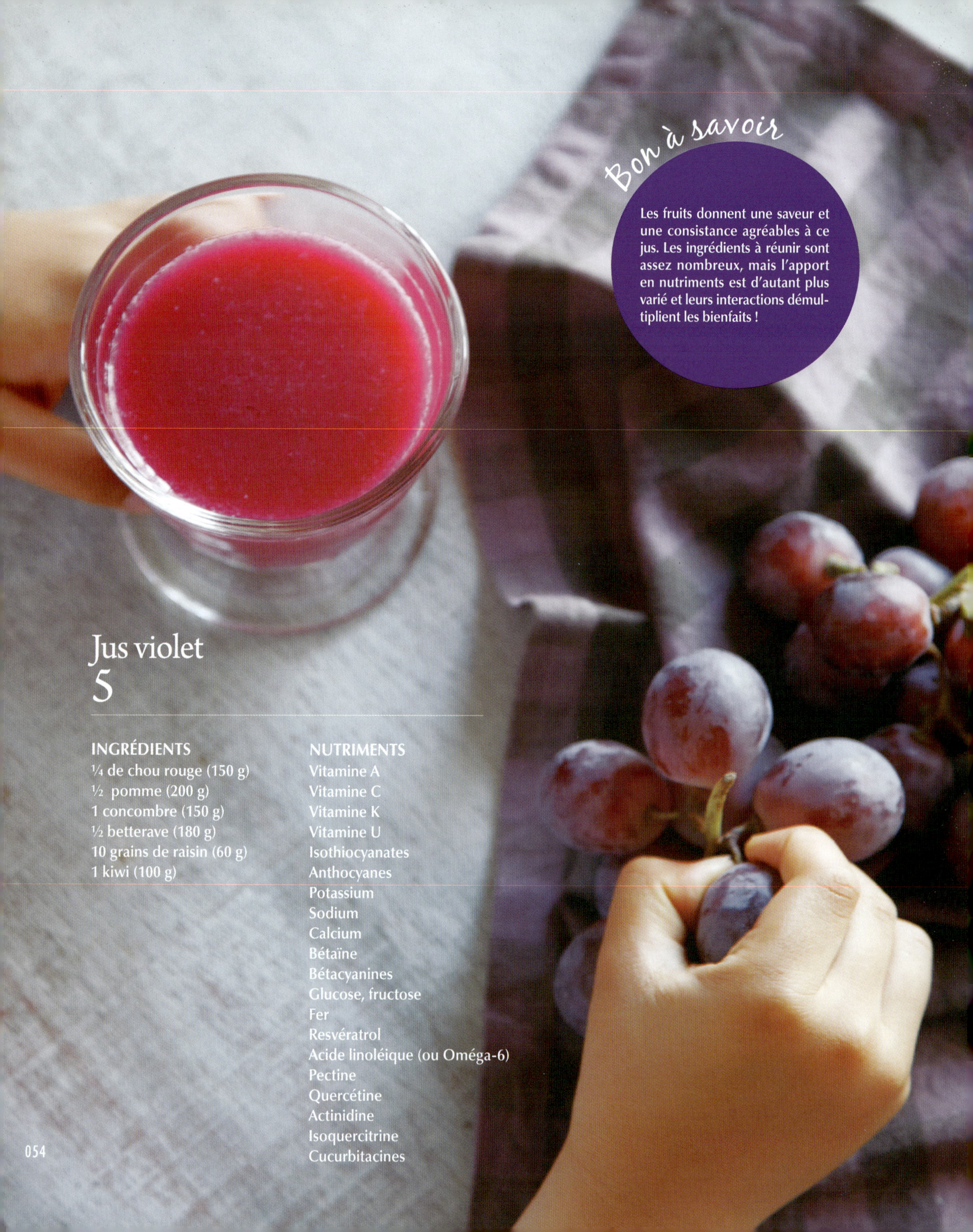

Bon à savoir

Les fruits donnent une saveur et une consistance agréables à ce jus. Les ingrédients à réunir sont assez nombreux, mais l'apport en nutriments est d'autant plus varié et leurs interactions démultiplient les bienfaits !

Jus violet
5

INGRÉDIENTS

¼ de chou rouge (150 g)
½ pomme (200 g)
1 concombre (150 g)
½ betterave (180 g)
10 grains de raisin (60 g)
1 kiwi (100 g)

NUTRIMENTS

Vitamine A
Vitamine C
Vitamine K
Vitamine U
Isothiocyanates
Anthocyanes
Potassium
Sodium
Calcium
Bétaïne
Bétacyanines
Glucose, fructose
Fer
Resvératrol
Acide linoléique (ou Oméga-6)
Pectine
Quercétine
Actinidine
Isoquercitrine
Cucurbitacines

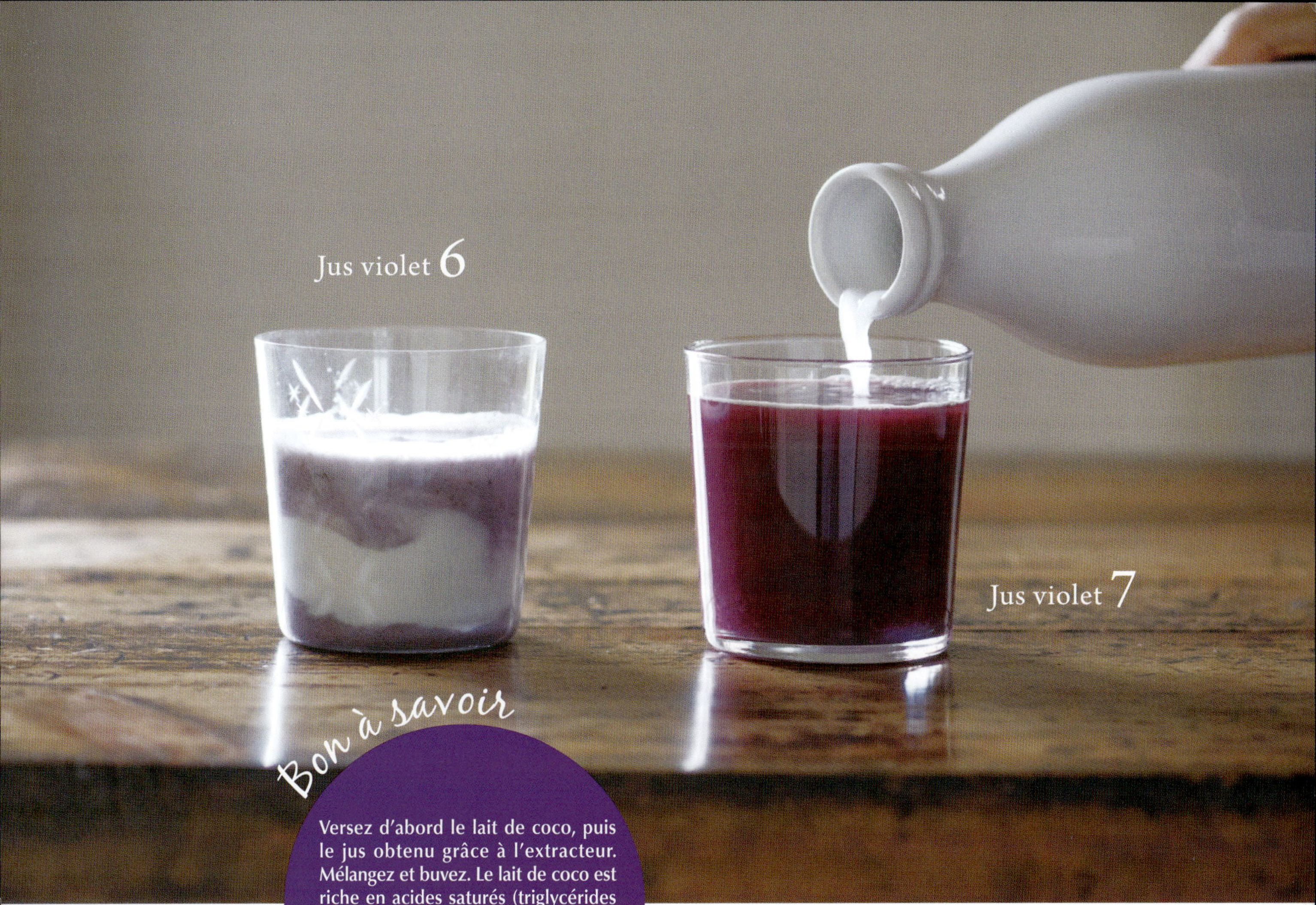

Bon à savoir

Versez d'abord le lait de coco, puis le jus obtenu grâce à l'extracteur. Mélangez et buvez. Le lait de coco est riche en acides saturés (triglycérides à chaîne moyenne ou TCM), bénéfiques à l'organisme. Consommé au petit-déjeuner, il donne de l'énergie pour toute la matinée !

Jus violet 6

INGRÉDIENTS

¼ de chou rouge (150 g)
2 concombres (300 g)
10 baies de myrtille
200 ml de lait de coco

NUTRIMENTS

Vitamine B
Vitamine C
Vitamine E
Vitamine K
Vitamine U
Isothiocyanates
Anthocyanes
Potassium
Isoquercitrine
Cucurbitacines
Acide laurique
Magnésium
Fer

Jus violet 7

INGRÉDIENTS

½ chou rouge (300 g)
¼ d'ananas (200 g)
1 tige de céleri branche (70 g)
200 ml de lait de riz

NUTRIMENTS

Vitamine B1
Vitamine B2
Vitamine C
Vitamine E
Vitamine K
Vitamine U
Bêta-carotène
Acide citrique
Isothiocyanates
Anthocyanes
Broméline
Potassium

Bon à savoir

Le lait de riz consiste en un mélange de riz et d'eau. On peut en fabriquer soi-même, mais il est plus simple de l'acheter dans un magasin bio. Peu gras et peu calorique, c'est un bon substitut au lait de vache dans le cadre d'un régime minceur.

Les jus blancs

Le goût légèrement piquant qui caractérise beaucoup de légumes blancs révèle la présence de précieux antioxydants ! Les légumes de couleur pâle aident également à préserver la santé de divers organes (foie, pancréas, reins) et du système digestif.

Banane

Nourrissante et relativement facile à digérer, elle permet de refaire rapidement le plein d'énergie. Riche en potassium, elle possède des propriétés diurétiques, ce qui en fait un excellent aliment pour les cures détox !

Navet rond

C'est un légume d'hiver dont la consommation permet de réchauffer l'organisme. Il facilite la digestion et apaise les sensations de brûlure d'estomac. Riche en vitamines A et C, il renforce le système immunitaire et contribue à la beauté de la peau. C'est également une bonne source de potassium qui permet de prévenir les œdèmes.

Chou-fleur

Le chou-fleur contient plus de vitamine C que le citron : la vitamine C contribue à la beauté de la peau, permet de renforcer le système immunitaire et de lutter contre la fatigue. Le chou-fleur est également riche en antioxydants.

Radis blanc « daïkon »

Le piquant du daïkon est dû aux isothiocyanates qui augmentent le métabolisme et facilitent l'élimination des toxines. Le daïkon contient également de la diastase, une enzyme qui facilite la digestion et améliore le transit intestinal.

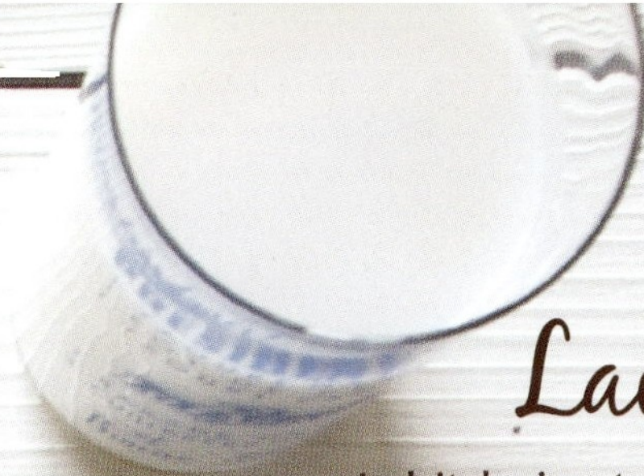

Lait de riz

Le lait de riz est devenu aux États-Unis une boisson végétale très commune. Faible en lipides, peu calorique, c'est un très bon substitut au lait de vache. Il se trouve facilement dans les magasins bio, conditionné en briques.

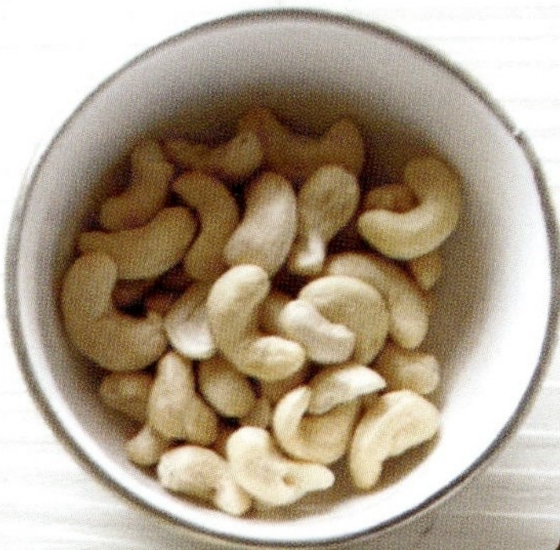

Noix

Les noix, les noix de cajou, les amandes ou les cacahuètes sont une excellente source d'acides gras. Elles apportent également une saveur très agréable aux jus de légumes.

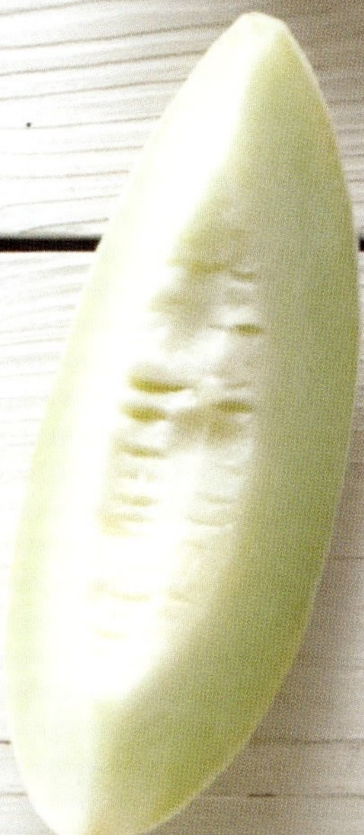

Melon

Grâce à sa teneur en potassium supérieure à la plupart des fruits, le melon possède des propriétés diurétiques permettant de réduire les problèmes de rétention d'eau. Contenant des sucres rapidement assimilables, il stimule l'appétit. Désaltérant en été, il aide également à faire baisser la température du corps !

Chou chinois

Relativement riche en vitamines A et C, il prévient les rhumes et contribue à la beauté de la peau. Il facilite également le transit intestinal et a une action détoxifiante.

Céleri

Le céleri possède de grandes vertus apaisantes : il calme l'esprit, mais aussi les douleurs. Riche en vitamine K, il a une action diurétique. Sa teneur en vitamine A est également importante. Elle permet de renforcer les muqueuses et le système immunitaire.

Jus blanc 1

INGRÉDIENTS
½ chou-fleur (260 g)
2 navets (200 g)
1 banane
5 noix de cajou réhydratées
200 ml d'eau
Quelques pincées de sel

NUTRIMENTS
Potassium
Vitamine A
Vitamine C
Anthocyanes
Magnésium
Oligofructoses
(Fructo-oligosaccharides)
Diastase
Amylase
Zinc

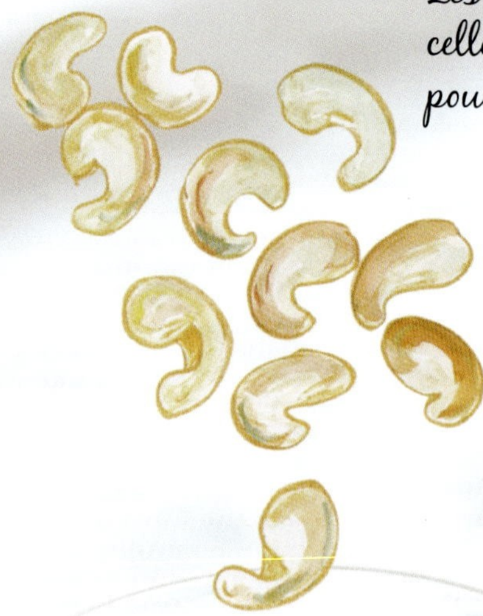

Les noix de cajou sont celles que je préfère pour les jus crus !

Le goût et la couleur de ce jus sont meilleurs quand on n'utilise que la partie blanche des navets. Gardez les fanes pour une autre recette !

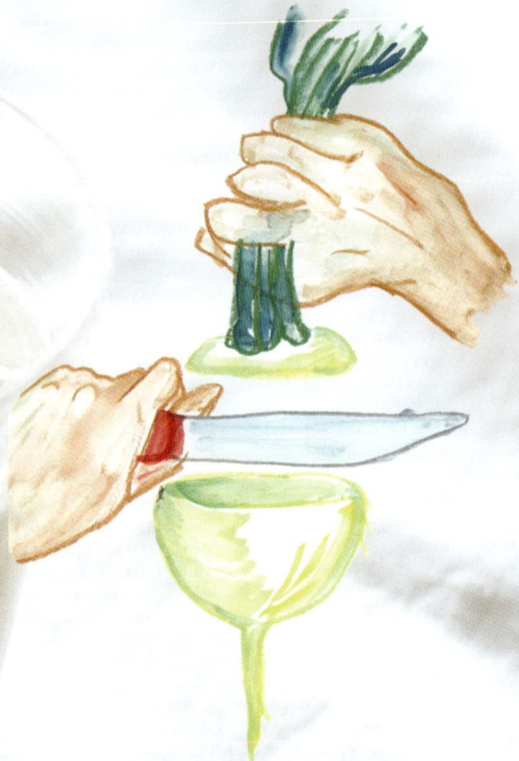

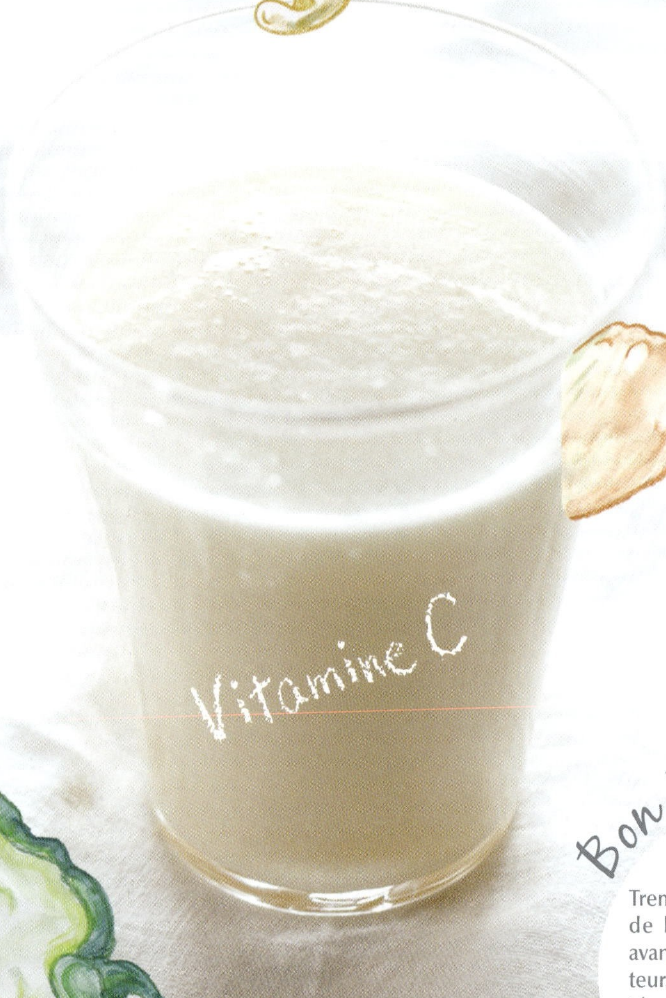

Riche en vitamine C, le chou-fleur donne un jus savoureux.

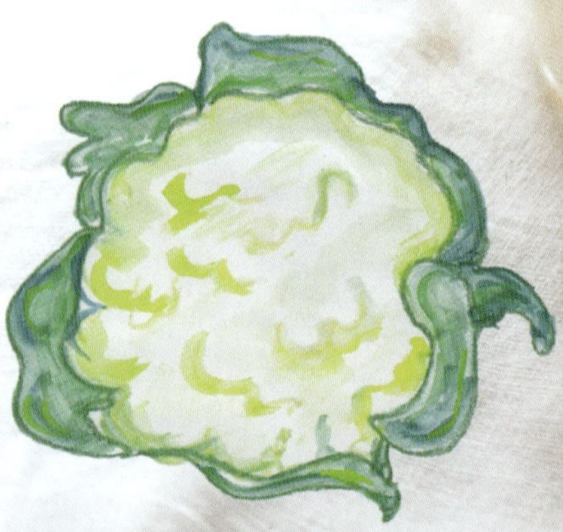

Bon à savoir

Trempez les noix de cajou dans de l'eau pour les réhydrater avant de les mettre dans l'extracteur. Les isothiocyanates apportés par les navets ont une action antioxydante.

Jus blanc
2

INGRÉDIENTS

4 navets (400 g)
2 bananes
1 kiwi
200 ml de lait de coco

NUTRIMENTS

Potassium
Vitamine A
Vitamine C
Vitamine E
Diastase
Amylase
Magnésium
Oligofructoses
(Fructo-oligosaccharides)
Actinidine
Acide laurique
Fer

Bon à savoir

La banane neutralise le goût piquant du navet et, en combinaison avec le lait de coco, elle apporte une sensation durable de satiété.

Utilisez des kiwis bien mûrs : ils sont plus sucrés !

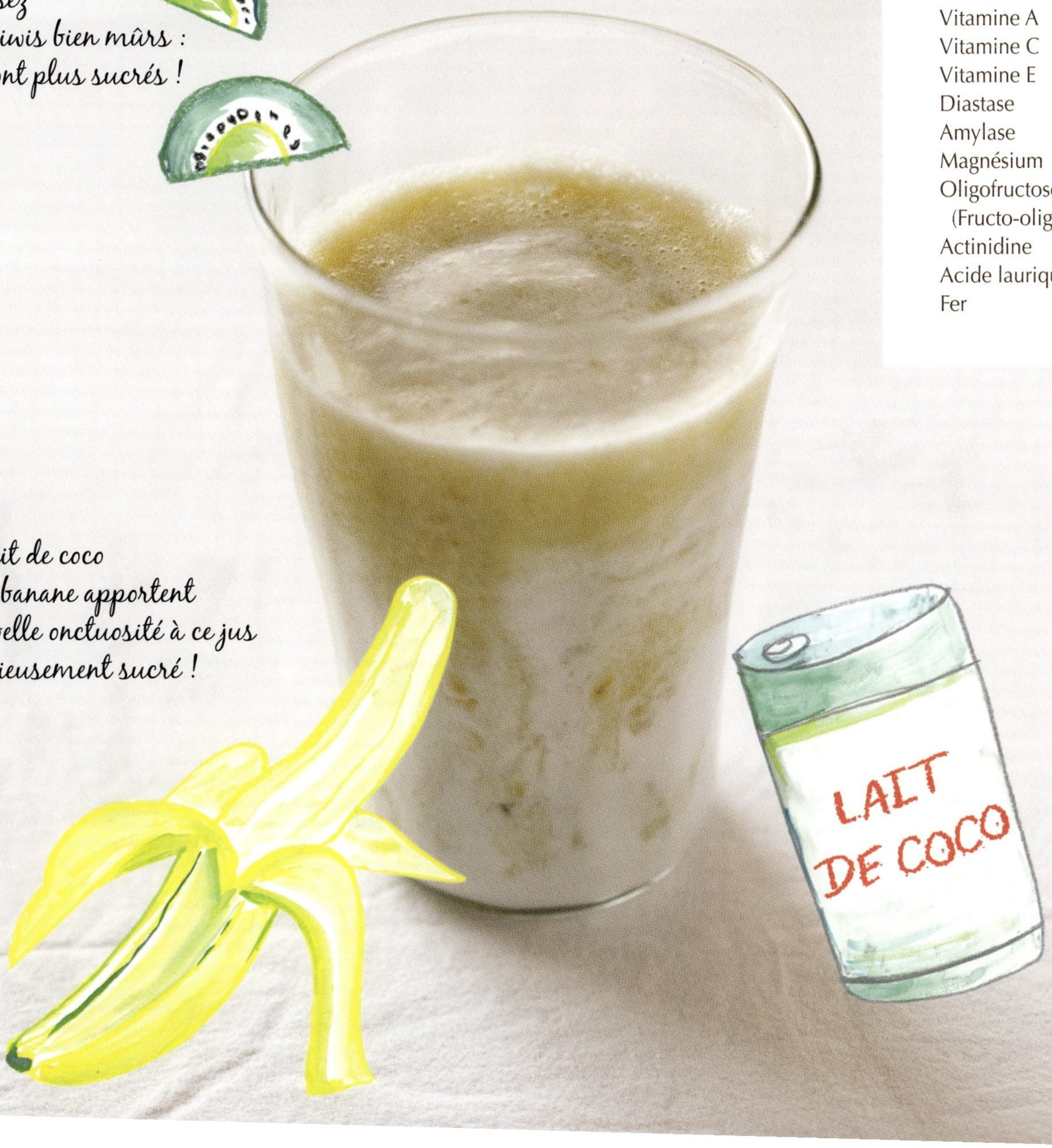

Le lait de coco et la banane apportent une belle onctuosité à ce jus délicieusement sucré !

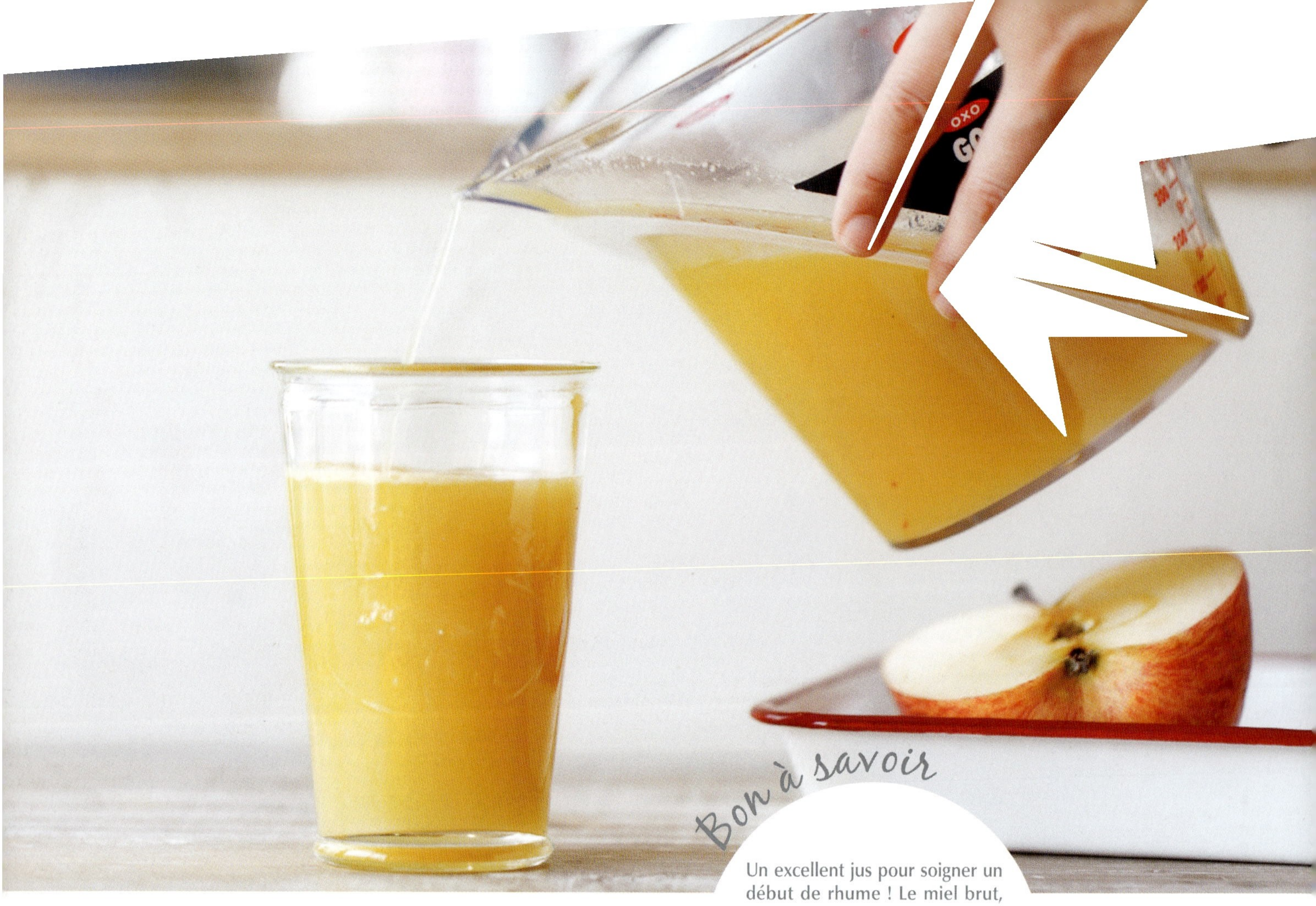

Bon à savoir

Un excellent jus pour soigner un début de rhume ! Le miel brut, également appelé miel cru, est un miel non chauffé contenant des enzymes qui améliorent le fonctionnement du système digestif en favorisant le développement des bifidobactéries.

Jus blanc 3

INGRÉDIENTS

1 pomme ½ (600 g)
1 daïkon
(radis blanc asiatique) *
1 citron (100 g)
1 cuillérée de miel brut

** Facile à trouver, peut également être remplacé par des jeunes navets de printemps et d'été.*

NUTRIMENTS

Fer
Vitamine A
Vitamine C
Diastase
Pectine
Quercétine

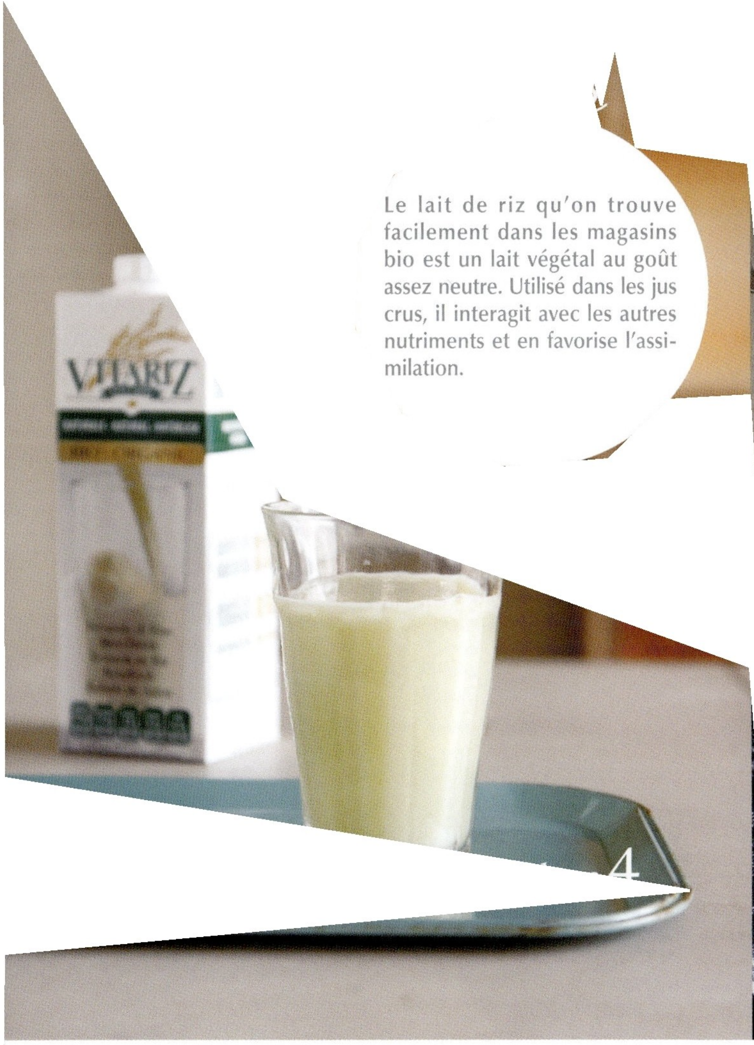

Le lait de riz qu'on trouve facilement dans les magasins bio est un lait végétal au goût assez neutre. Utilisé dans les jus crus, il interagit avec les autres nutriments et en favorise l'assimilation.

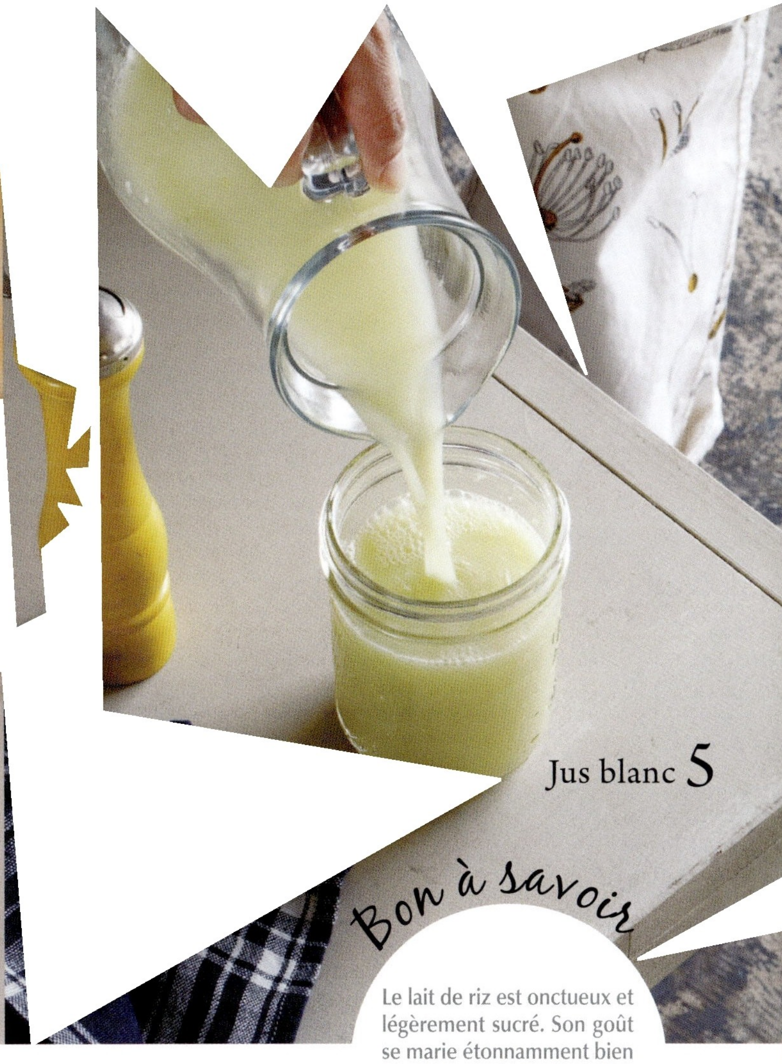

Jus blanc 5

Bon à savoir

Le lait de riz est onctueux et légèrement sucré. Son goût se marie étonnamment bien à l'acidité du citron vert ou jaune ! Le poivre noir relève la saveur de ce jus.

Jus blanc 4

INGRÉDIENTS

- ½ chou-fleur (260 g environ)
- 3 citrons (300 g)
- 100 ml de lait de riz

NUTRIMENTS

- Vitamine B1
- Vitamine B2
- Vitamine C
- Vitamine E
- Vitamine K
- Vitamine P
- Vitamine U
- Isothiocyanates
- Acide citrique

Jus blanc 5

INGRÉDIENTS

- ½ laitue (120 g)
- 1 citron (100 g)
- 1 citron vert (100 g)
- 1 tige de céleri branche (70 g)
- 100 ml de lait de riz
- Quelques tours de moulin de poivre noir

NUTRIMENTS

- Potassium
- Vitamine A
- Vitamine B1
- Vitamine B2
- Vitamine C
- Vitamine E
- Vitamine K
- Vitamine P
- Bêta-carotène
- Calcium
- Fer
- Acide citrique
- Flavonoïdes
- Terpènes

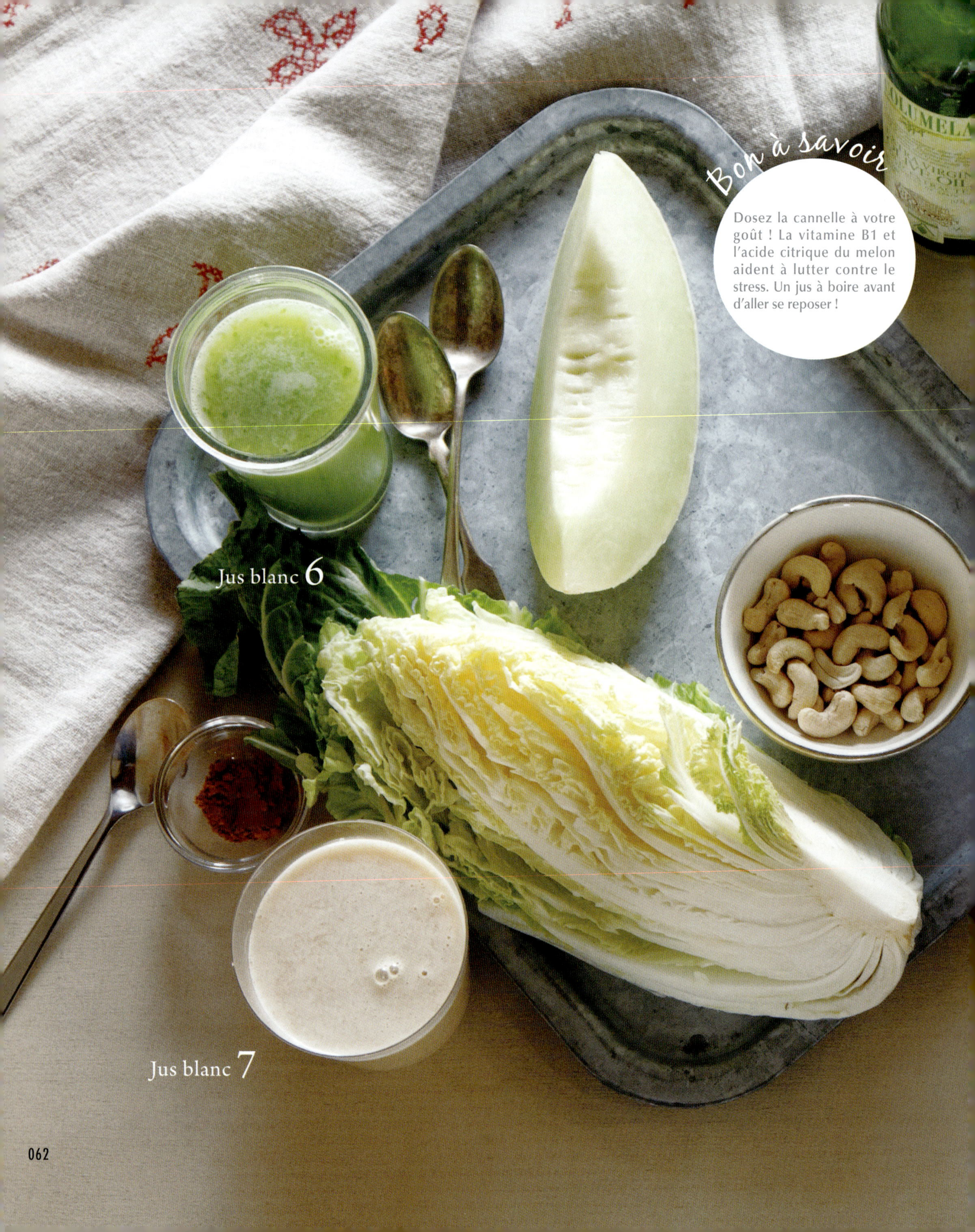

Bon à savoir

Dosez la cannelle à votre goût ! La vitamine B1 et l'acide citrique du melon aident à lutter contre le stress. Un jus à boire avant d'aller se reposer !

Jus blanc 6

Jus blanc 7

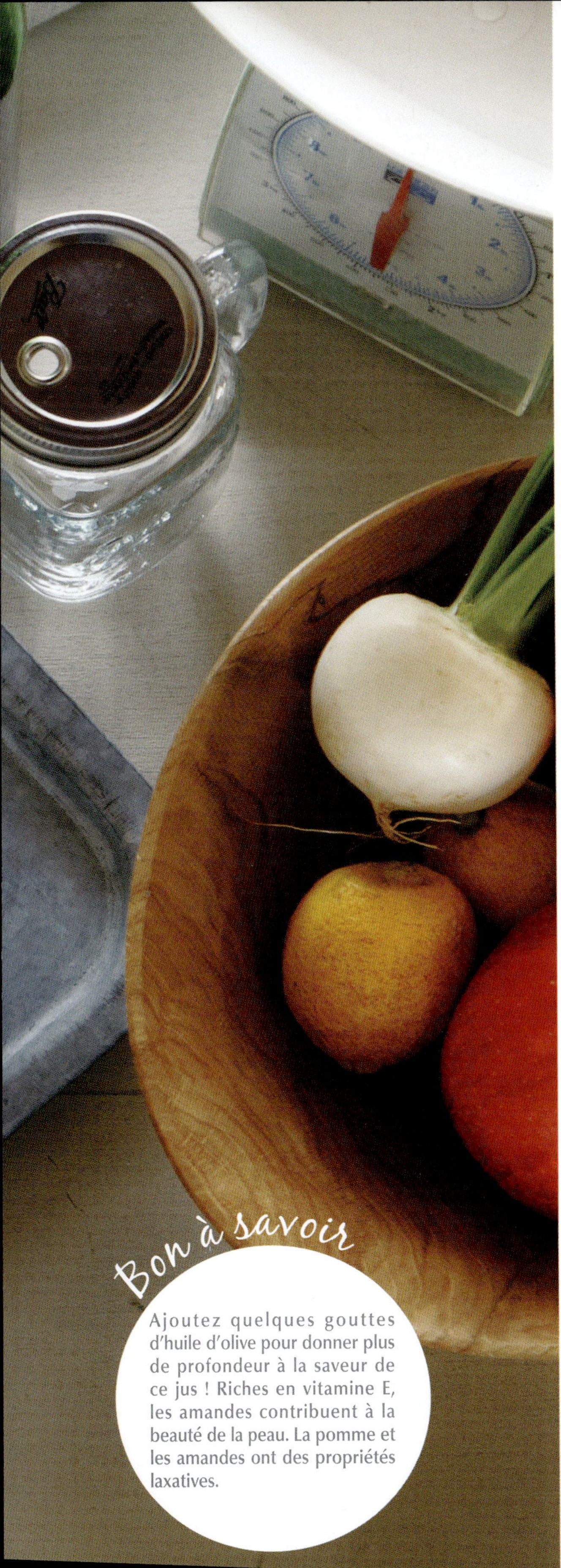

Jus blanc 6

INGRÉDIENTS

¼ de melon à chair blanche (250 g) *
⅛ de chou chinois (150 g)
2 cuillères à soupe de noix de cajou réhydratées
100 ml d'eau
Un peu de poudre de cannelle

* (melon d'Espagne, melon canari, melon galia)

NUTRIMENTS

Potassium
Vitamine A
Vitamine B1
Vitamine C
Vitamine K
Acide citrique
Acide pantothénique (ou vitamine B5)
Adénosine
Terpènes
Isothiocyanates
Zinc
Magnésium

Jus blanc 7

INGRÉDIENTS

1 pomme (400 g)
2 navets (200 g)
2 cuillères à soupe d'amandes réhydratées
200 ml d'eau
Quelques gouttes d'huile d'olive vierge extra

NUTRIMENTS

Potassium
Vitamine A
Vitamine C
Vitamine E
Diastase
Amylase
Pectine
Quercétine
Tocophérols (ou vitamine E)
Acide oléique (ou Oméga-9)
Acide linoléique (ou Oméga-6)

Bon à savoir

Ajoutez quelques gouttes d'huile d'olive pour donner plus de profondeur à la saveur de ce jus ! Riches en vitamine E, les amandes contribuent à la beauté de la peau. La pomme et les amandes ont des propriétés laxatives.

Faire soi-même du lait végétal de noix

Le lait de noix peut être préparé à partir d'amandes, de noisettes ou de noix de cajou. Mélangé à un jus de fruit ou de légume cru pressé à froid, il donne des boissons parfumées et savoureuses, qui apportent une sensation de satiété.

Les noix sont les graines de fruits à noyau. Or, l'enveloppe protectrice (tégument) des graines contient des substances qui inhibent la germination. Quand on consomme les noix telles quelles, ces substances tendent à perturber l'action des enzymes de notre organisme (enzymes métaboliques et enzymes digestives). L'intérêt de tremper les noix dans l'eau est de les faire entrer en « mode germination ». Les noix deviennent ainsi plus digestes et l'organisme assimile mieux les nutriments qu'elles apportent.

Faire du lait de noix est d'une extrême simplicité. Il suffit de tremper les noix (amandes, noisettes, noix de cajou) dans de l'eau, puis de mettre dans l'extracteur aussi bien les noix que l'eau de trempage. En été, lorsque vous mettez des noix à tremper, placez le récipient dans le réfrigérateur. Vous pouvez aussi, pour gagner du temps, faire tremper une assez grande quantité de noix et les conserver dans le réfrigérateur. Mais pour qu'elles gardent tous leurs bienfaits, les noix trempées doivent être consommées dans la semaine !

Les laits de noix sont délicieux à boire tels quels. Ils se marient également très bien aux jus de fruits ou de légumes crus pressés à froid.

Ne jetez surtout pas les déchets qui restent dans l'extracteur de jus ! Il y a mille façons de les réutiliser : mélangez-les avec des pommes de terre pour réaliser un savoureux potage ou bien incorporez-les à vos pâtes à gâteaux ou à biscuits !

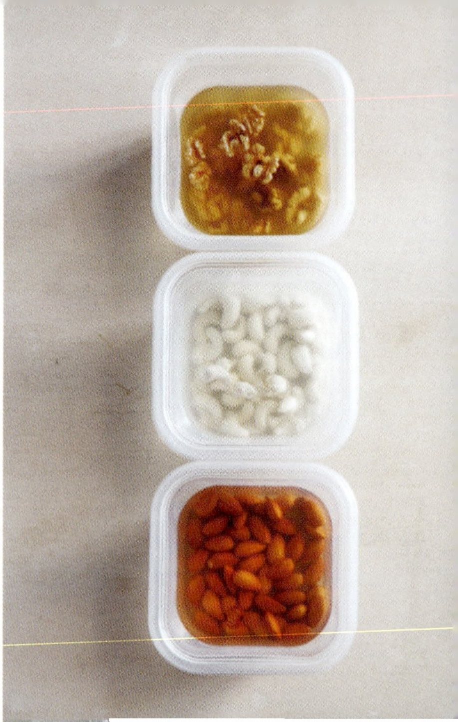

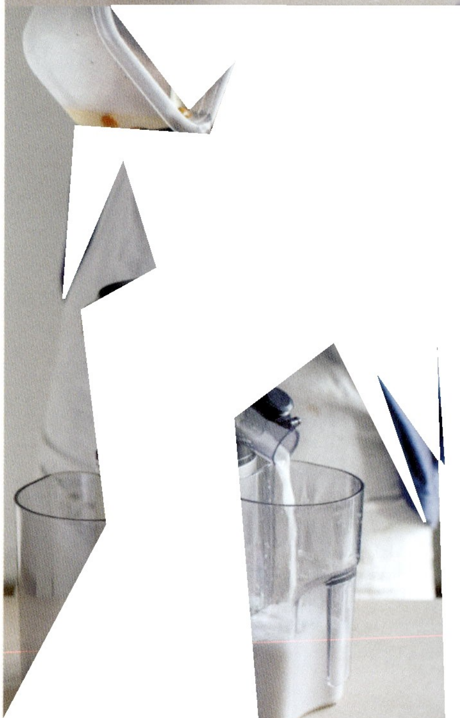

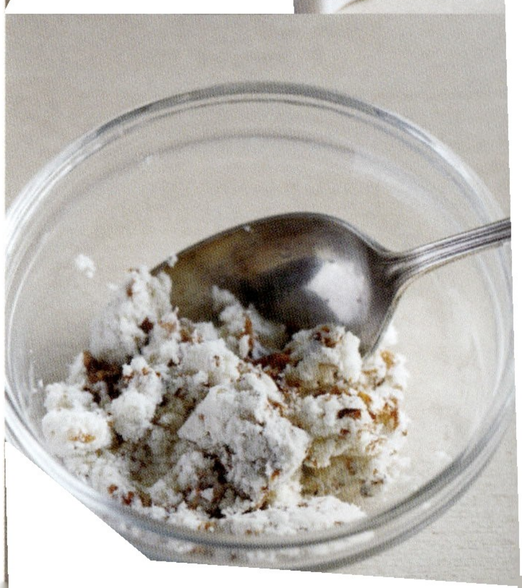

Chapitre 3

RECETTES DE JUS FACILES OU TONIQUES

LE PETIT PLUS

Superaliments ou épices : un petit rien qui change tout !

Cures santé, cures beauté ou régimes minceur : partout les « superaliments » sont mis à l'honneur !

Ils forment à vrai dire une catégorie aux contours un peu flous : ce sont divers types d'aliments ayant pour trait commun une extrême richesse en nutriments essentiels (vitamines, minéraux, chlorophylle, acides aminés, etc.). Ils sont en général d'origine végétale, mais pas nécessairement : il arrive que le saumon, le yaourt ou le jaune d'œuf soient classés parmi les superaliments.

Les superaliments et les épices se présentent dans le commerce sous forme de poudre ou de granulés, conditionnés en flacons saupoudreurs très pratiques à utiliser.

Ils coûtent relativement cher, mais une toute petite quantité suffit à procurer d'immenses bienfaits !

Les superaliments et les épices sont également appréciables pour leur influence sur la saveur et la texture des jus crus :

La maca a un goût piquant comme le radis, et légèrement sucré. C'est une racine si riche en nutriments que la NASA l'utilise dans l'alimentation des cosmonautes !

Trempées dans l'eau, les graines de chia se transforment en une substance mucilagineuse qui fait penser aux perles de tapioca.

L'acidité assez prononcée des baies de maqui corse les jus un peu trop sucrés. Elle atténue également le goût herbeux parfois rebutant de certains jus verts.

L'huile de noix de coco a un parfum apaisant et une texture très fondante en bouche.

Le curcuma a un arôme si doux et si frais qu'une fois qu'on le goûte, on ne peut plus s'en passer !

Précieux alliés santé, les superaliments et les épices ont également le mérite de renouveler à l'infini le plaisir de boire des jus crus !

Le concept du « petit plus » : boostez vos jus crus avec un superaliment ou une épice !

Sélectionnez-les selon vos besoins !

Les superaliments et un certain nombre d'épices sont très prisés par l'herboristerie chinoise et les médecines traditionnelles. Ils ont une puissante action sur l'organisme. Prenez le temps de connaître leurs vertus respectives et adoptez ceux qui répondent le mieux à vos besoins.

Une grande variété d'arômes et de textures

Les adeptes de longue date des jus crus s'attachent avant tout aux bienfaits qu'ils procurent. Pour ceux et celles qui n'en sont encore qu'à un stade d'initiation, rien n'est cependant plus important que les saveurs et les textures ! Essayez tout d'abord les superaliments et les épices les plus faciles à apprécier. Et plus tard, si le cœur vous en dit, allez plus loin dans l'exploration !

À saupoudrer avec parcimonie, en touche finale !

Une toute petite quantité suffit à agrémenter vos jus crus et à faire du bien à votre organisme !

Les recettes présentées dans cet ouvrage ne donnent qu'un aperçu du large éventail des utilisations possibles. N'hésitez pas à vous livrer à vos propres expérimentations !

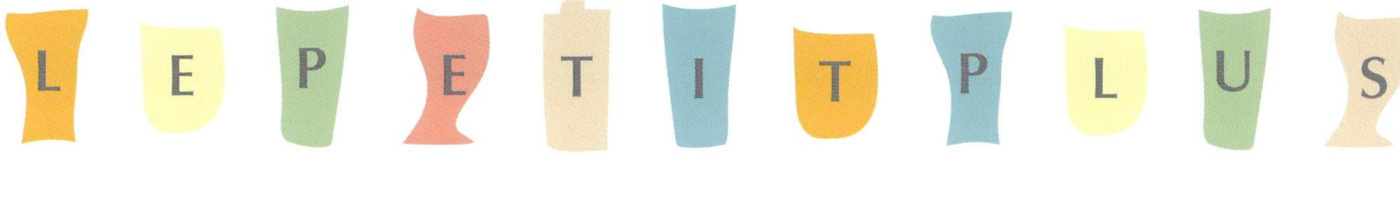

Les superaliments

À saupoudrer dans vos jus crus pour en démultiplier les bienfaits !

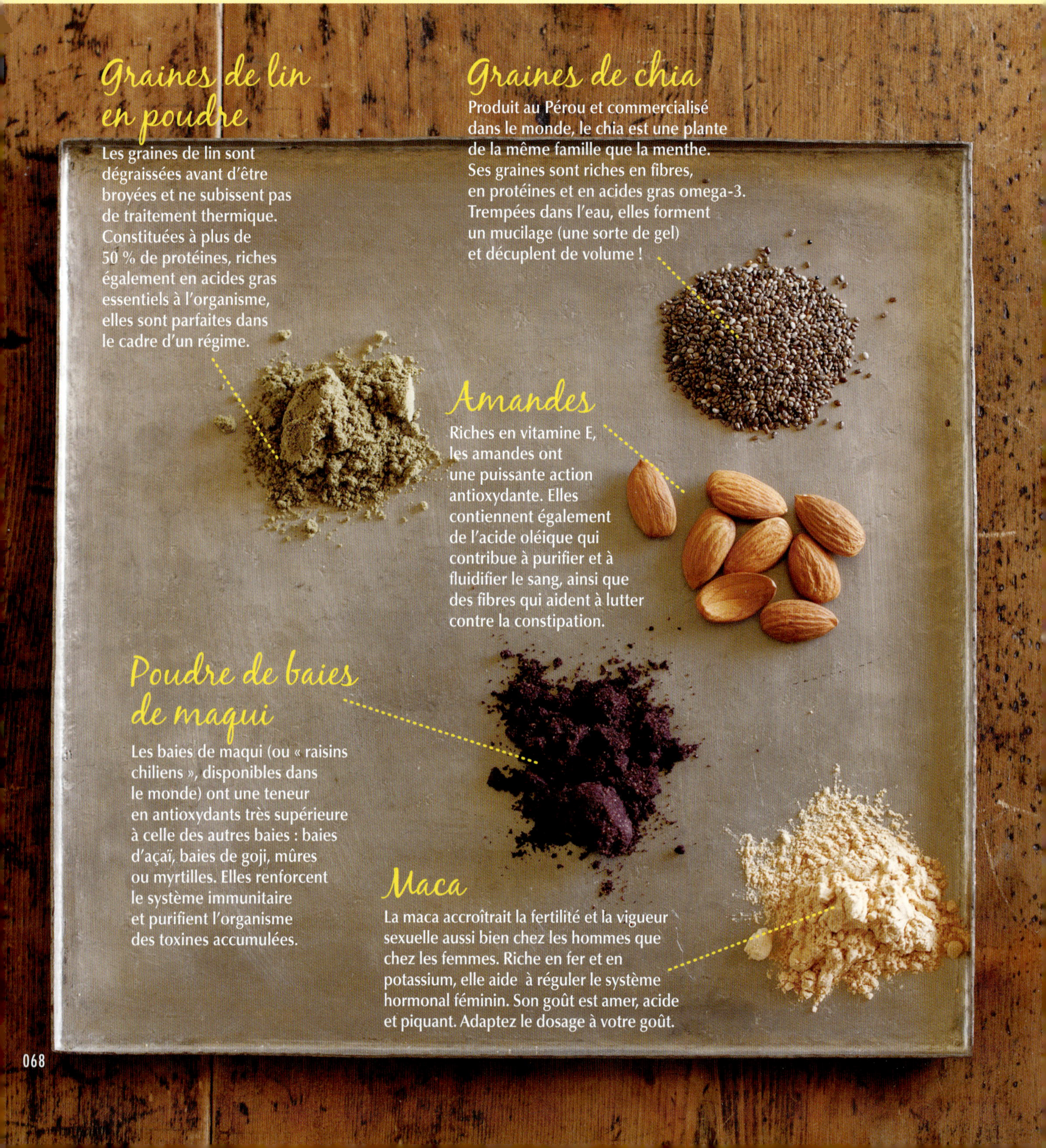

Graines de lin en poudre

Les graines de lin sont dégraissées avant d'être broyées et ne subissent pas de traitement thermique. Constituées à plus de 50 % de protéines, riches également en acides gras essentiels à l'organisme, elles sont parfaites dans le cadre d'un régime.

Graines de chia

Produit au Pérou et commercialisé dans le monde, le chia est une plante de la même famille que la menthe. Ses graines sont riches en fibres, en protéines et en acides gras omega-3. Trempées dans l'eau, elles forment un mucilage (une sorte de gel) et décuplent de volume !

Amandes

Riches en vitamine E, les amandes ont une puissante action antioxydante. Elles contiennent également de l'acide oléique qui contribue à purifier et à fluidifier le sang, ainsi que des fibres qui aident à lutter contre la constipation.

Poudre de baies de maqui

Les baies de maqui (ou « raisins chiliens », disponibles dans le monde) ont une teneur en antioxydants très supérieure à celle des autres baies : baies d'açaï, baies de goji, mûres ou myrtilles. Elles renforcent le système immunitaire et purifient l'organisme des toxines accumulées.

Maca

La maca accroîtrait la fertilité et la vigueur sexuelle aussi bien chez les hommes que chez les femmes. Riche en fer et en potassium, elle aide à réguler le système hormonal féminin. Son goût est amer, acide et piquant. Adaptez le dosage à votre goût.

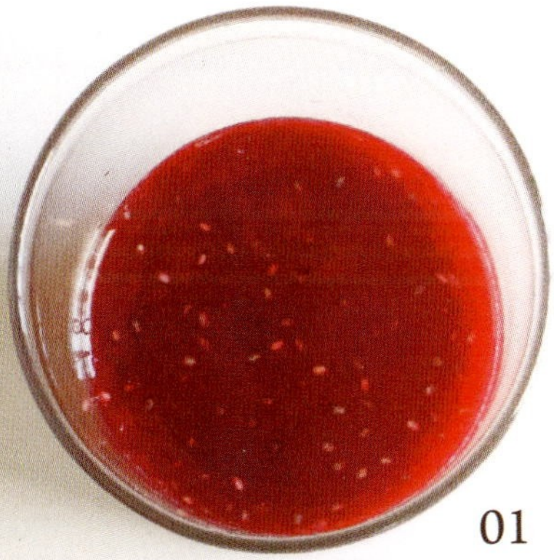
01

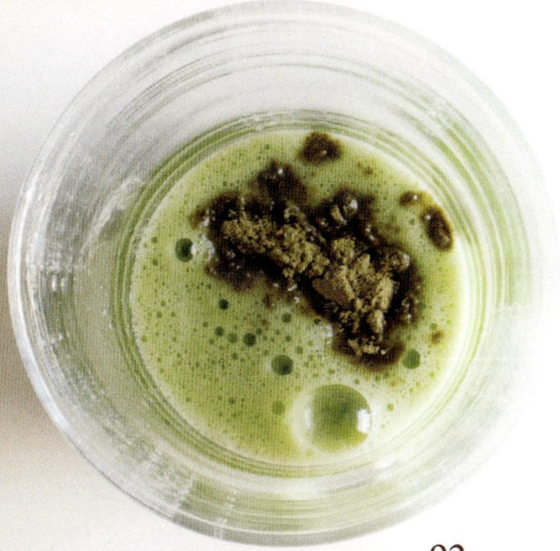
02

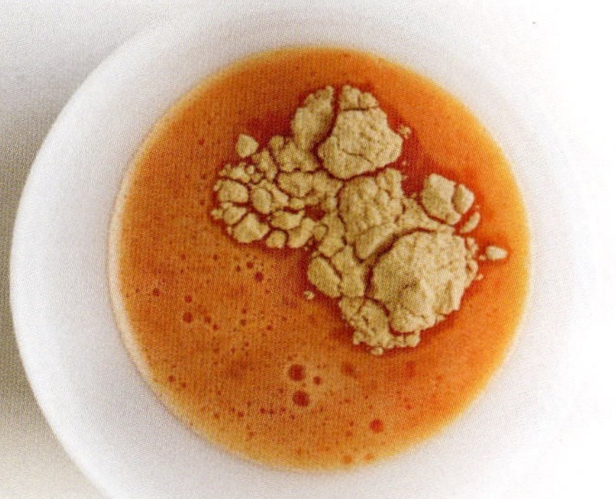
03

01. Graines de chia

10 à 30 minutes de trempage et leur volume décuple !
1 betterave, 1 citron
+ des graines de chia
Une excellente recette à base de betterave ! La texture est assez épaisse, mais a le mérite de calmer les envies de grignotage !

02. Graines de lin

Un délicieux arôme…
2 pieds de komatsuna, 1 tige de céleri branche, 1 kiwi, ½ pomme
+ 1 cuillère à café de graines de lin en poudre
La poudre de graines de lin est très fine : douce sur la langue, elle libère un arôme très agréable.

03. Maca

Une bienfaisante amertume !
1 carotte, 1 pomme, 1 morceau de gingembre
+ ¼ de cuillère à café de maca en poudre
La poudre de maca combine une amertume, une acidité et un piquant qui peuvent rebuter, mais c'est sans conteste le meilleur des superaliments ! Dosez-la avec modération quand vous la testez pour la première fois !

04. Amandes

Une puissante action détoxifiante !
2 concombres, 1 poignée de feuilles de menthe, 1 tige de céleri branche
+ 1 cuillère à soupe d'amandes finement concassées.
Étant assez caloriques, utilisez les amandes en petite quantité pour apporter un peu de croquant à la texture de vos jus crus !

05. Baies de maqui

Une teneur en antioxydants trois fois plus élevée que les baies d'açaï !
1 pomme, 1 citron, 2 pieds d'épinard, ¼ de chou blanc
+ 1 cuillère à café de baies de maqui en poudre
D'une saveur acidulée propre aux baies, elles sont faciles à marier avec toutes sortes de fruits et de légumes.

Les superaliments

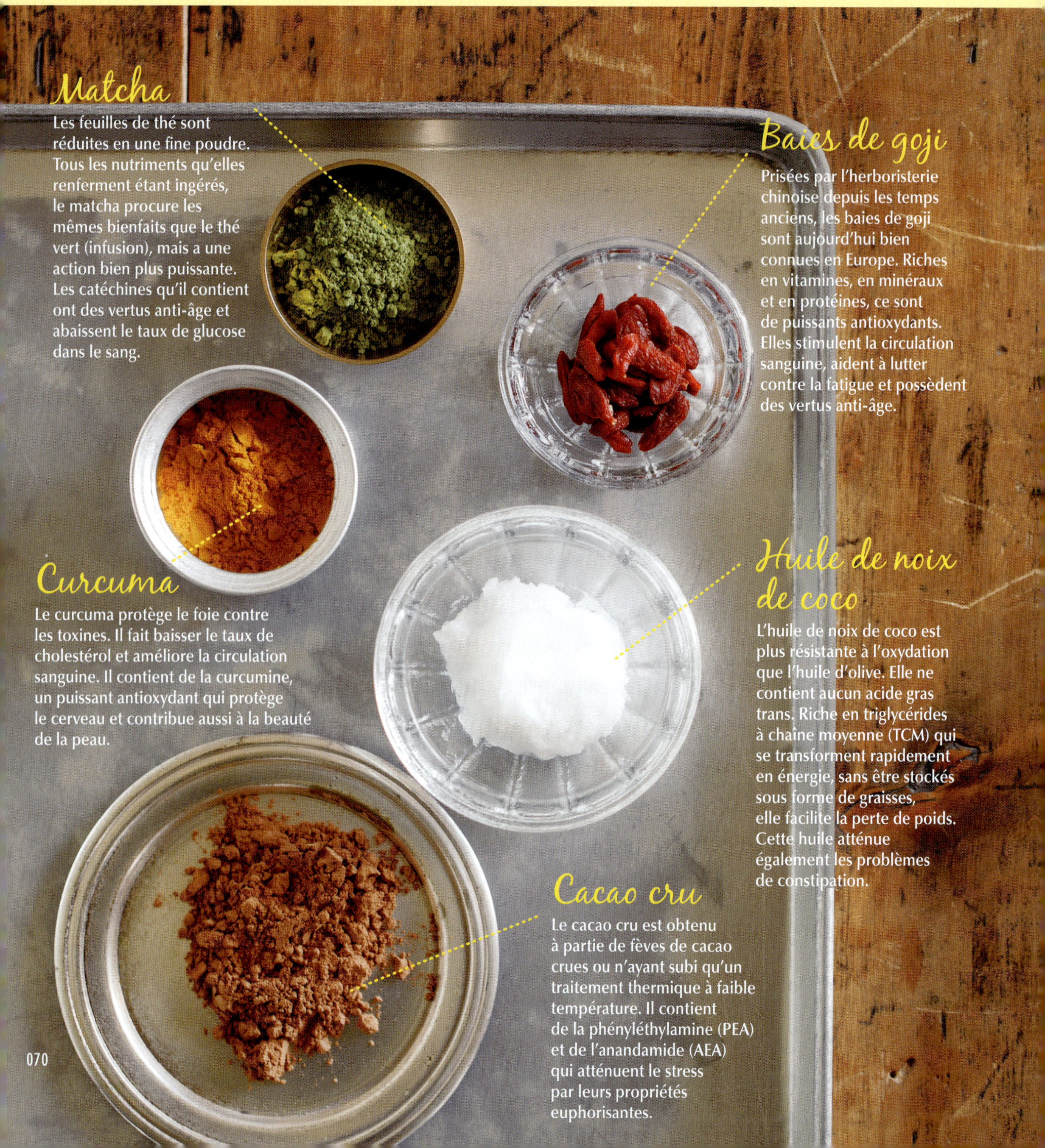

Matcha

Les feuilles de thé sont réduites en une fine poudre. Tous les nutriments qu'elles renferment étant ingérés, le matcha procure les mêmes bienfaits que le thé vert (infusion), mais a une action bien plus puissante. Les catéchines qu'il contient ont des vertus anti-âge et abaissent le taux de glucose dans le sang.

Curcuma

Le curcuma protège le foie contre les toxines. Il fait baisser le taux de cholestérol et améliore la circulation sanguine. Il contient de la curcumine, un puissant antioxydant qui protège le cerveau et contribue aussi à la beauté de la peau.

Baies de goji

Prisées par l'herboristerie chinoise depuis les temps anciens, les baies de goji sont aujourd'hui bien connues en Europe. Riches en vitamines, en minéraux et en protéines, ce sont de puissants antioxydants. Elles stimulent la circulation sanguine, aident à lutter contre la fatigue et possèdent des vertus anti-âge.

Huile de noix de coco

L'huile de noix de coco est plus résistante à l'oxydation que l'huile d'olive. Elle ne contient aucun acide gras trans. Riche en triglycérides à chaîne moyenne (TCM) qui se transforment rapidement en énergie, sans être stockés sous forme de graisses, elle facilite la perte de poids. Cette huile atténue également les problèmes de constipation.

Cacao cru

Le cacao cru est obtenu à partir de fèves de cacao crues ou n'ayant subi qu'un traitement thermique à faible température. Il contient de la phényléthylamine (PEA) et de l'anandamide (AEA) qui atténuent le stress par leurs propriétés euphorisantes.

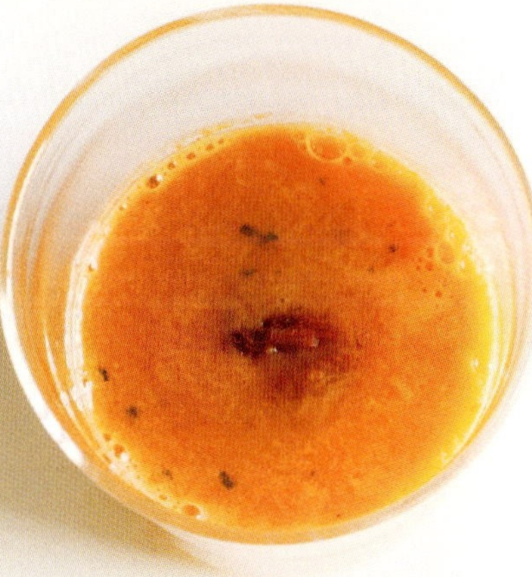
06

06. Baies de goji

Une panacée de l'herboristerie chinoise !
1 carotte, 1 orange, ⅛ de chou blanc, 1 brin de persil
+ 1 cuillère à café de baies de goji réhydratées
Les baies de goji procurent de multiples bienfaits : elles aident à lutter contre la fatigue oculaire, activent la circulation sanguine, protègent le foie et soulagent les courbatures.

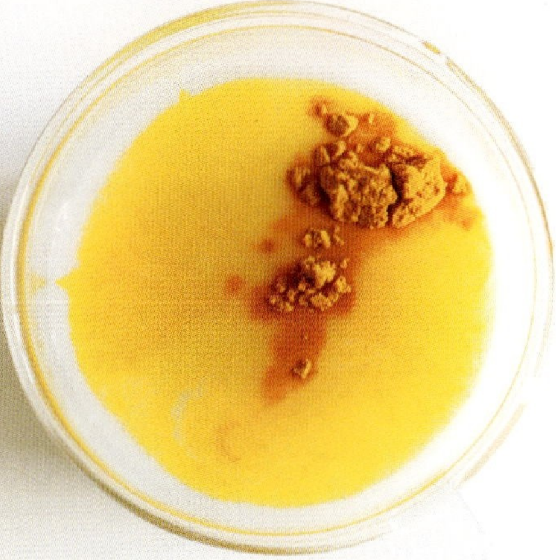
07

07. Curcuma

Un foie en bonne santé est le secret de la beauté !
400 ml de lait de riz
+ une pincée de curcuma en poudre
Le curcuma contribue à la beauté de la peau. Il est appréciable pour sa douceur subtilement amère et son pouvoir colorant.

08. Huile de noix de coco

Utilisez des huiles de noix coco pressées à froid !
3 pieds d'épinard, 1 concombre, 1 citron
+ 1 cuillère à café d'huile de noix de coco
Pressée à froid, l'huile de noix de coco conserve tous ses nutriments. Elle apporte de la rondeur à la saveur et à la texture des jus verts, dont le goût parfois herbeux n'est pas très agréable.

09. Matcha

Un superaliment japonais que l'on trouve dans les boutiques de thés !
5 pieds de mizuna, 2 pieds d'épinards, 2 pieds de chrysanthème comestible, 1 tige de céleri branche
+ 1 cuillère à café de matcha
Le thé vert Matcha est riche en vitamines qui favorisent la production de collagène et activent le renouvellement cellulaire.
Le mizuna et le chrysanthème peuvent être remplacés par de la roquette, des feuilles de moutarde ou tout autre légume-feuille.

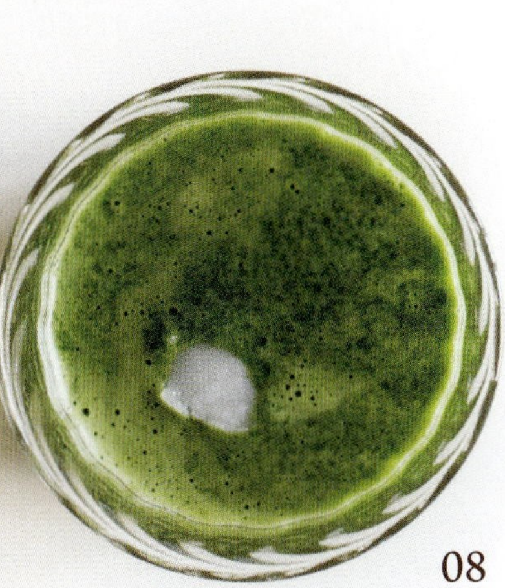
08

10. Cacao cru

Excellent pour la santé et l'humeur !
400 ml de lait de noix (noix de noyer)
+ 1 cuillère à café de cacao cru en poudre
Riche en antioxydants et en oligoéléments, le cacao aide à évacuer le stress. Peu gras, il aromatise agréablement les laits de noix.

Les épices

Des arômes et des parfums pour renouveler à l'infini le plaisir de boire des jus crus !

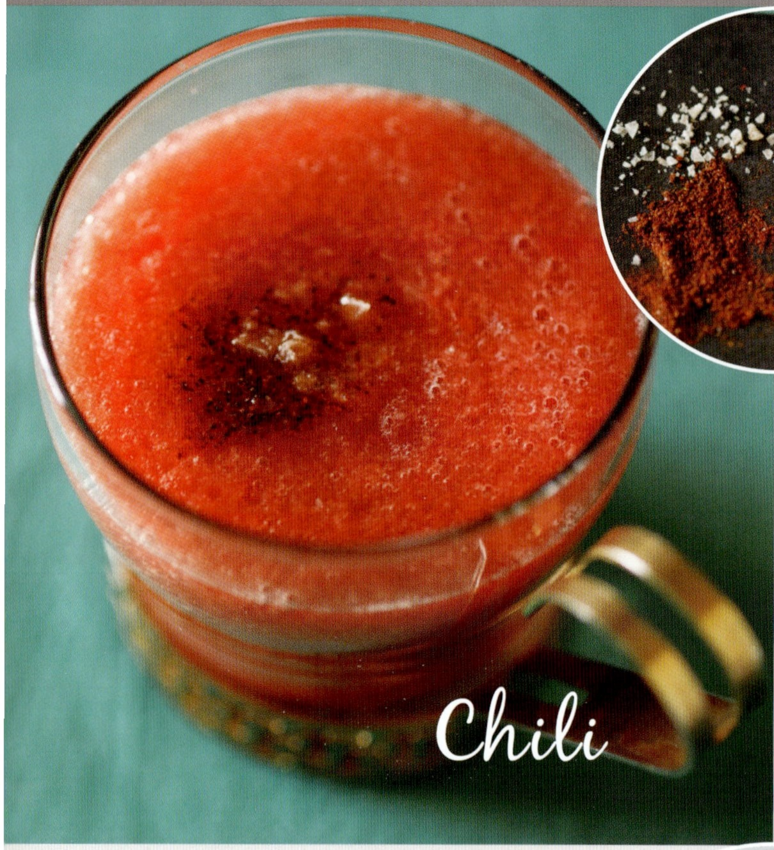

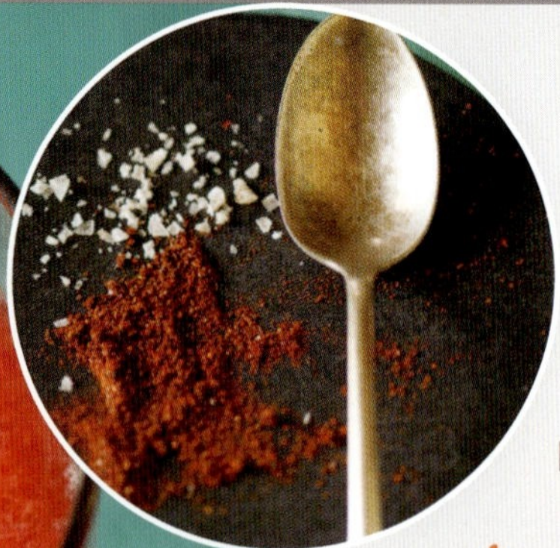

01. Poudre de chili

Le chili est un mélange d'épices caractéristique de la cuisine mexicaine, composé essentiellement de piment, de paprika et d'ail. La capsaïcine du piment et du poivron a des vertus minceur : elle réduit l'appétit et augmente le métabolisme.

Avec une pincée de sel marin !

2 tomates, 1 tige de céleri branche, 15 framboises,
1 pincée de sel marin
+ 1 pincée de piment en poudre

L'association tomate et céleri est un grand classique pour composer des recettes de jus. Riche en minéraux, le sel marin non raffiné accentue et intensifie les saveurs.

02. Noix de muscade

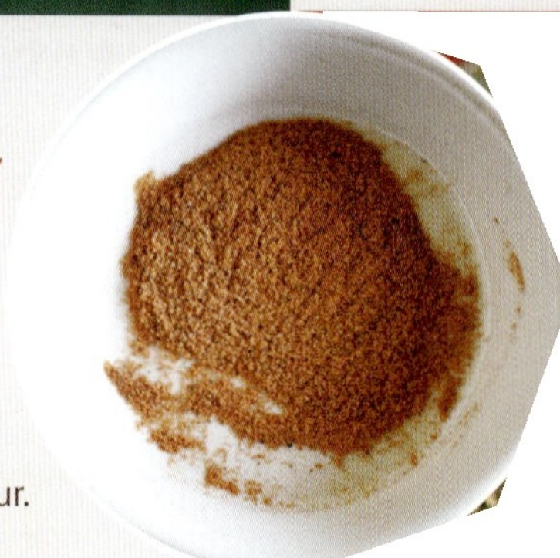

Couramment utilisée pour aromatiser les sauces, les purées, les potages, ou bien pour accommoder les viandes, la noix de muscade facilite la digestion. Elle améliore également la circulation sanguine et réchauffe l'organisme de l'intérieur.

Une épice pour les frileux !

1 paquet de mesclun de jeunes pousses, ½ laitue,
1 concombre, ½ pomme, du sucre de fleur de coco
+ 1 pincée de noix de muscade

La noix de muscade apporte aux jus un parfum et une saveur raffinés. Le sucre de fleur de coco possède un faible indice glycémique. Riche en vitamines B et en minéraux (potassium, zinc, fer), il a un goût de noix de coco et de caramel !

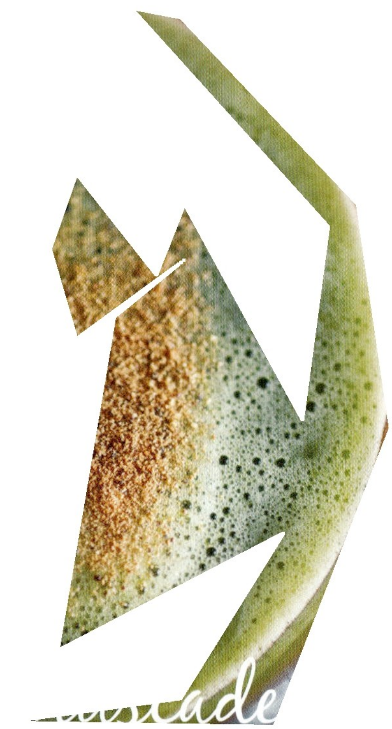

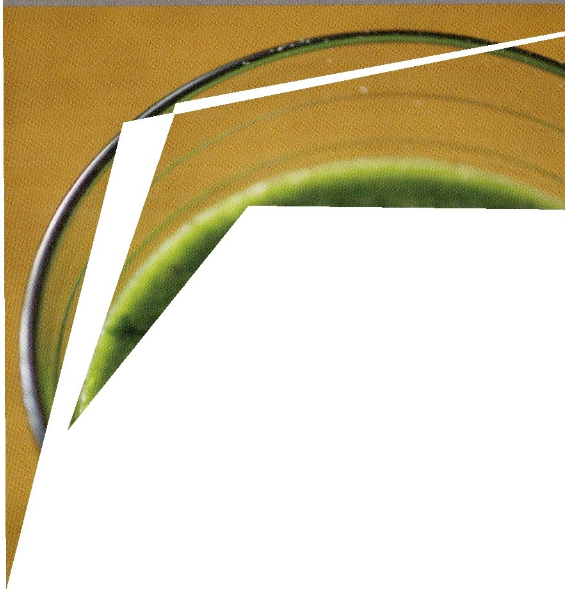

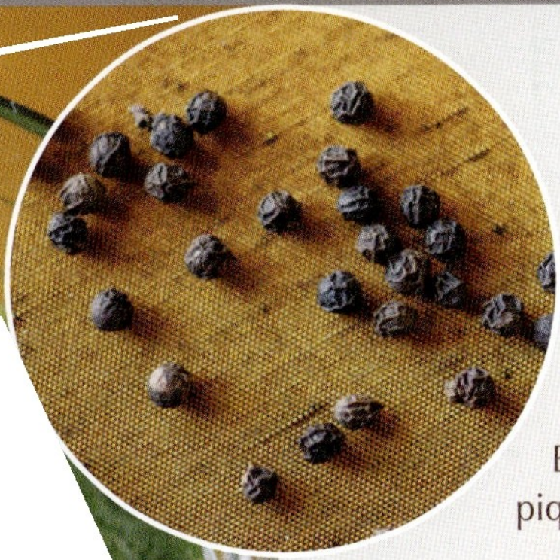

03. Poivre noir

Très prisé dans l'herboristerie chinoise, le poivre noir a des propriétés antioxydantes, facilite la digestion et augmente le métabolisme. Il aide à prévenir les rhumes et la prise de poids. Bien que son goût et son parfum soient assez piquants, il a des vertus apaisantes !

Donnez de l'intensité aux saveurs !

4 pieds d'épinard, 1 orange, ½ citron jaune, ½ citron vert
+ 1 pincée de poivre noir

Quand vous sentirez la lassitude poindre, relevez vos jus crus préférés en ajoutant une pincée de poivre noir !

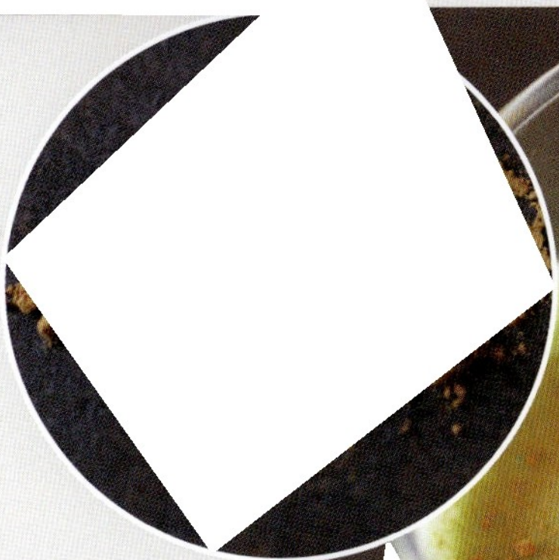

05. Cannelle

La cannelle active la circulation sanguine jusque dans les vaisseaux capillaires : elle aide la peau à retrouver fermeté et élasticité, atténuant les cernes et les rides. Elle préserve la jeunesse en stimulant la sécrétion d'hormone de croissance. Cette hormone est sécrétée la nuit, durant le sommeil. Consommez de la cannelle avant le coucher !

Un teint frais et rayonnant !

3 pieds de komatsuna, ¼ de chou blanc, ½ pomme, 10 grains de raisin
+ quelques pincées de poudre de cannelle

La cannelle est un ingrédient prisé dans la cosmétique bio. Elle est cependant bien plus bénéfique lorsqu'elle est consommée et agit de l'intérieur !

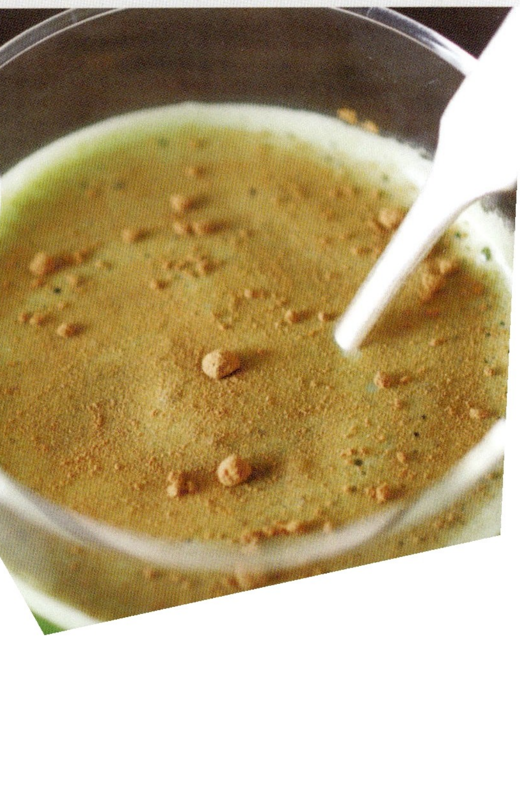

Les épices

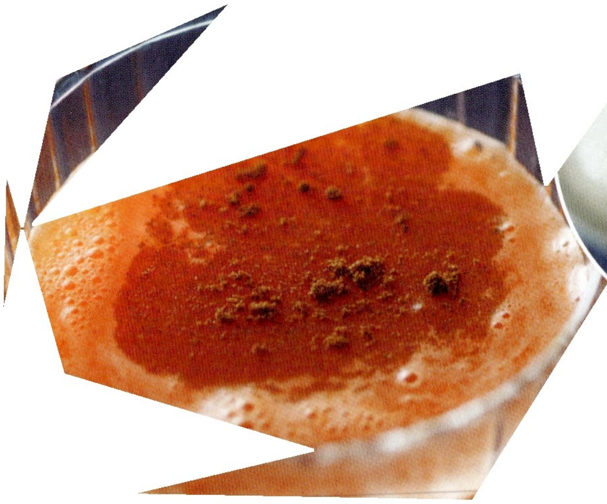

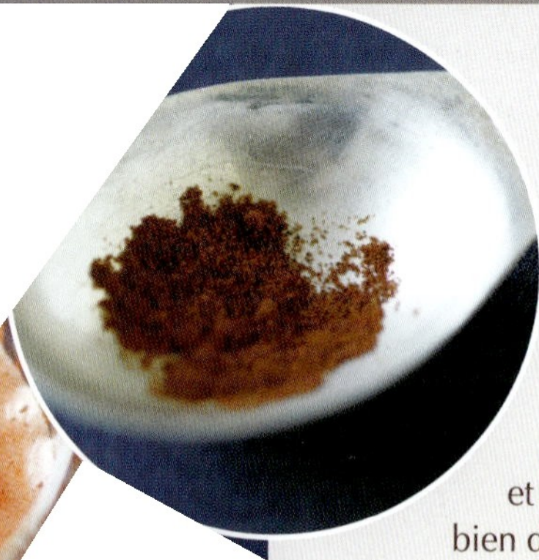

05. Clou de girofle

Riches en antioxydants, les clous de girofle ont des vertus anti-âge. Les oranges piquées de clous de girofle appelées « pommes d'ambre » ou « pommes de senteur » sont utilisées à Noël pour parfumer les intérieurs. Les agrumes et les clous de girofle se marient également très bien dans les jus.

Un puissant antidouleur !

1 carotte, 1 citron, ¼ de pomme, 1 orange
+ quelques pincées de clous de girofle en poudre

Les clous de girofle ont des propriétés antiseptiques et antalgiques. Ils soulagent efficacement les douleurs dentaires !

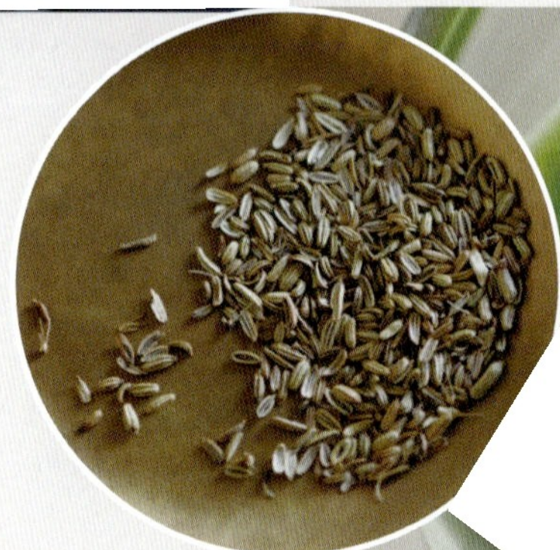

06. Graines de carvi

Les graines de carvi soulagent les troubles digestifs (ballonnements d'estomac, éructations ou flatulences) et réduisent les problèmes de constipation.

Rafraîchissantes en été !

½ chou blanc, 1 citron, les feuilles d'1 tige de céleri branche, ¼ de pomme
+ 1 pincée de graines de carvi

Les graines de carvi ont une saveur assez particulière, mais elles sont délicieusement rafraîchissantes. Elles aromatisent très agréablement les jus crus en été !

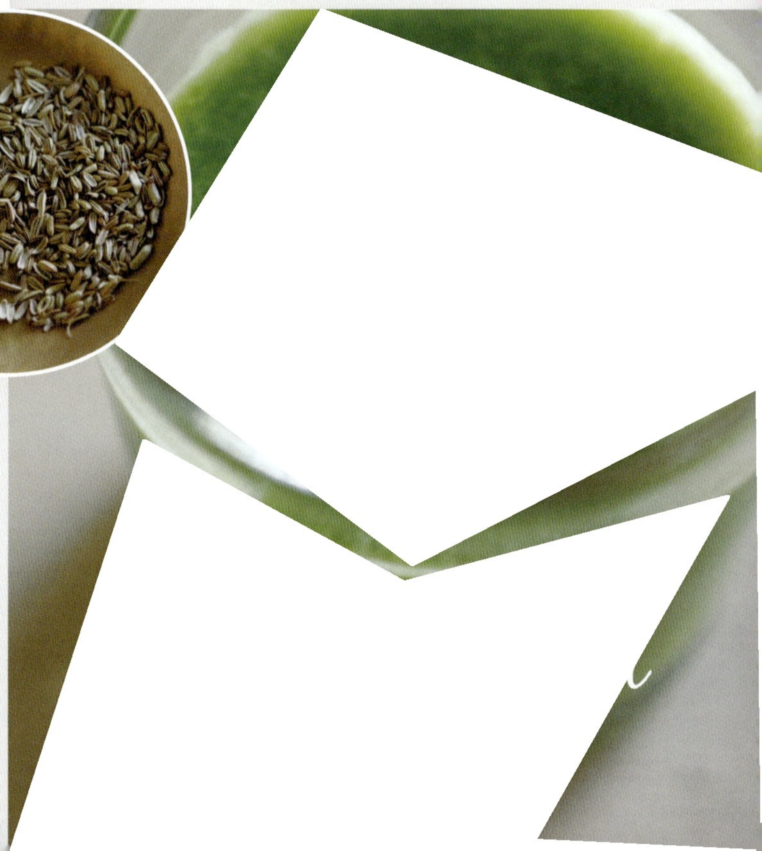

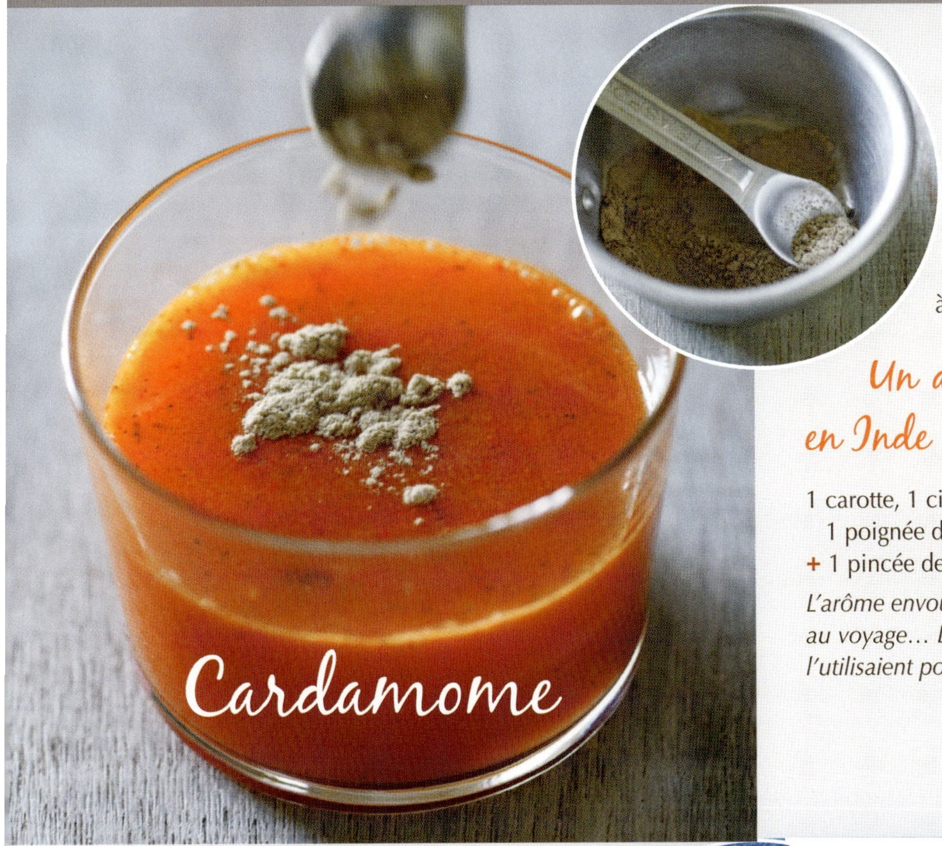

07. Cardamome

Très parfumées, les gousses de cardamome sont à l'honneur dans les cuisines indienne et moyen-orientale pour préparer des currys ou des pâtisseries. Dans les pays arabes, le café traditionnel est aromatisé à la cardamome.

Un arôme qui vous transporte en Inde !

1 carotte, 1 citron, 1 morceau de gingembre, 1 poignée de feuilles de menthe
\+ 1 pincée de cardamome en poudre

L'arôme envoûtant de la cardamome est une invitation au voyage… Dans l'Antiquité, les Grecs et les Égyptiens l'utilisaient pour fabriquer des onguents et des parfums.

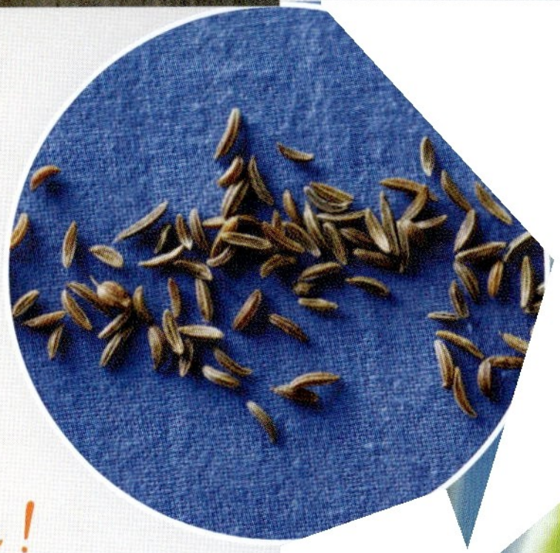

08. Graines de fenouil

Les graines de fenouil ont des propriétés diurétiques et facilitent la digestion. Elles sont un bon allié des régimes minceur ! Leur parfum frais et acidulé évoque les agrumes.

Associez-les au gingembre !

½ chou blanc, 1 poivron jaune, ½ citron, 1 morceau de gingembre
\+ 1 pincée de graines de fenouil

Les goûts des graines de fenouil et du gingembre se marient très bien. Cette association est aussi un excellent remède pour soulager les gueules de bois ! Le gingembre améliore la digestion et atténue les nausées.

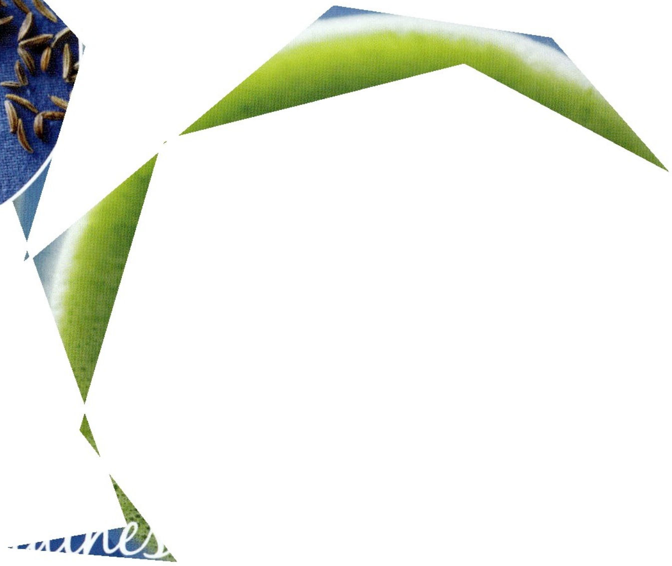

Simplissime : des combinaisons de 2 ingrédients !

« Préparer des jus crus en utilisant des ingrédients sains et sans pesticides peut revenir assez cher… » ; « Réunir tous les ingrédients nécessaires à une recette n'est pas toujours évident… »

Mais ne perdez pas de vue l'essentiel : le but est de consommer régulièrement des fruits et légumes variés pour entretenir votre santé dans la bonne humeur ! Il vaut mieux manger des fruits et des légumes non bio que de ne pas en consommer du tout ! Et vous avez toute liberté pour décider de les accommoder par deux plutôt que par dix !

Les jus à base de deux ingrédients sont plus rapides à préparer. La saveur de chaque ingrédient étant plus facilement identifiable, c'est un excellent moyen de se familiariser avec le goût des différents fruits et légumes. Qui sait ? Vous aurez ensuite peut-être envie de tester des combinaisons plus complexes !

Découvrez 10 associations simplissimes qui vous convaincront qu'il n'y a rien de plus facile ni de plus plaisant que de boire des jus crus au quotidien !

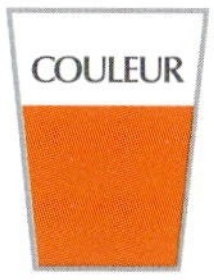

Duo 1

1 orange et 1 carotte

Les oranges et les carottes se marient très bien. Elles sont aussi très faciles à associer à d'autres légumes. C'est pourquoi elles figurent dans de nombreuses recettes de jus crus. Prenez l'habitude d'en garder un stock chez vous. Choisissez des carottes de couleur vive, riches en bêta-carotène !

Orange + Carotte

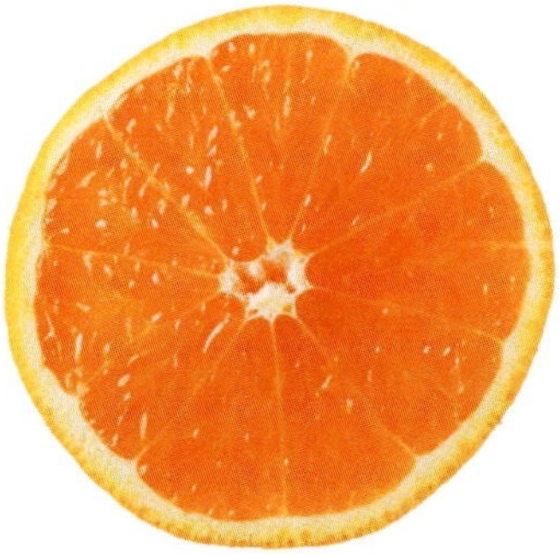

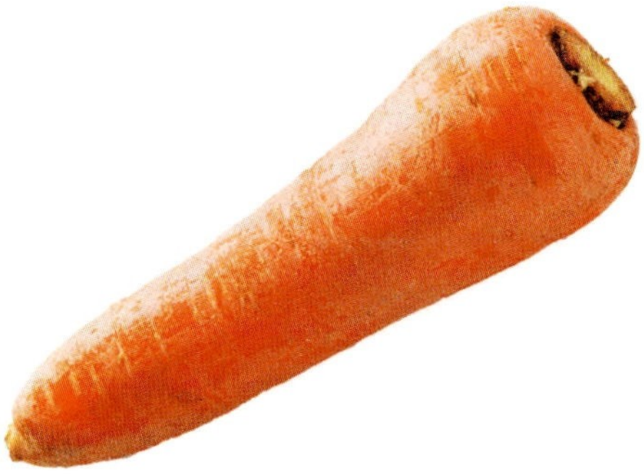

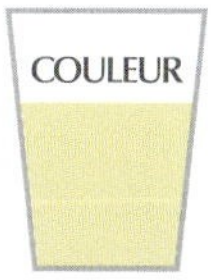

Duo 2

2 citrons jaunes et 1 citron vert

L'acidité des citrons donne des jus très désaltérants ! Riches en vitamine C, ils aident à lutter contre la fatigue. Qu'ils soient verts ou jaunes, choisissez des citrons bien denses et dont la couleur est homogène ! Plus ils sont parfumés, plus ils sont mûrs et riches en nutriments. Le zeste des citrons est délicieux ! Pour en profiter pleinement, procurez-vous des citrons bio !

Citron jaune + Citron vert

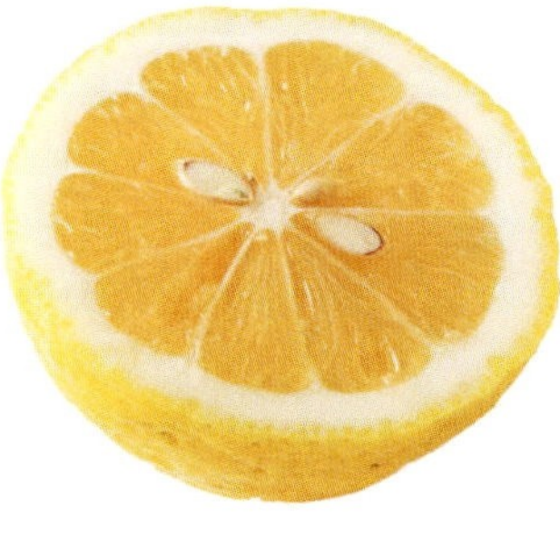

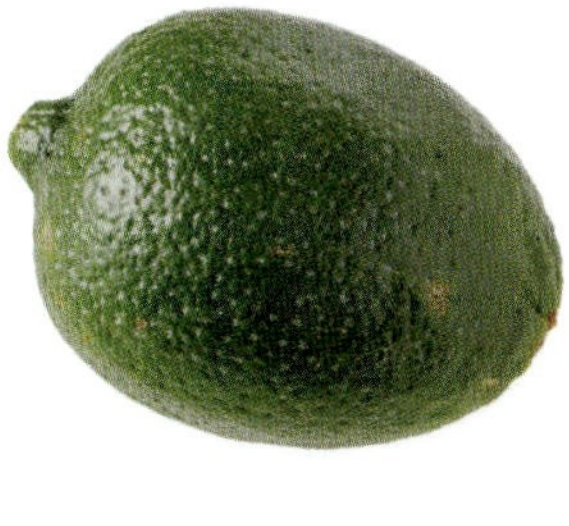

COULEUR

Duo 3

3 tomates et 1 pomme

Ce jus est d'un superbe rouge et procure une sensation de satiété. Les pommes dégagent naturellement de l'éthylène, un gaz qui accélère la maturation des fruits et légumes. Si vos tomates ne sont pas assez mûres, placez des pommes à proximité : cela les fera mûrir plus vite !

Tomate + Pomme

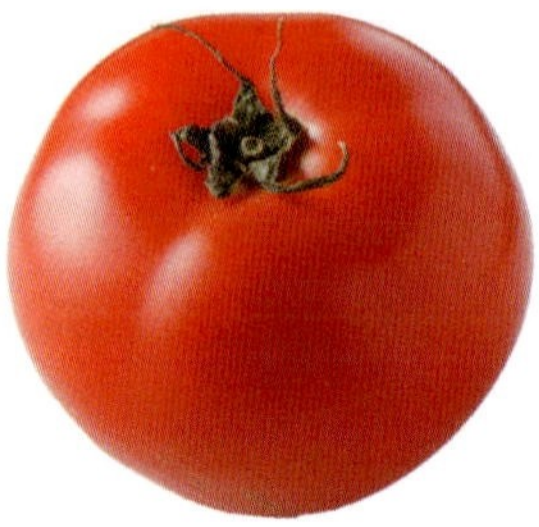

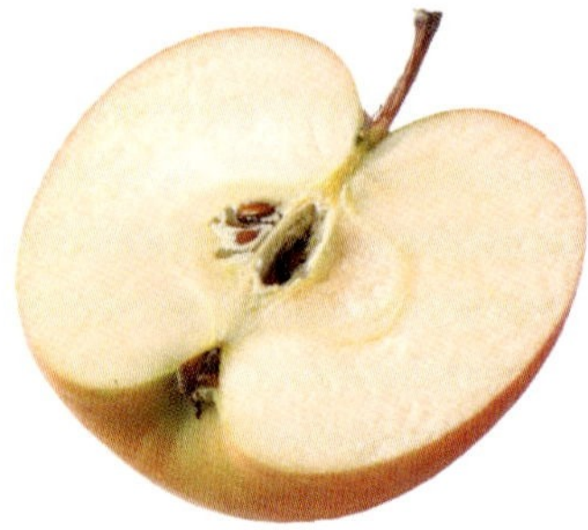

COULEUR

Duo 4

2 morceaux de gingembre et 1 pointe de piment

Un jus très relevé à servir dans un petit « verre à shooter » ! C'est un coup de fouet qui réchauffe le corps ! Conservez les morceaux de gingembre au réfrigérateur bien enveloppés dans du film cellophane. Si les morceaux sont déjà pelés, placez-les dans un récipient rempli d'eau, doté d'un couvercle. Il suffit de changer l'eau à quelques jours d'intervalle pour qu'ils se conservent au moins un mois !

Gingembre + Piment

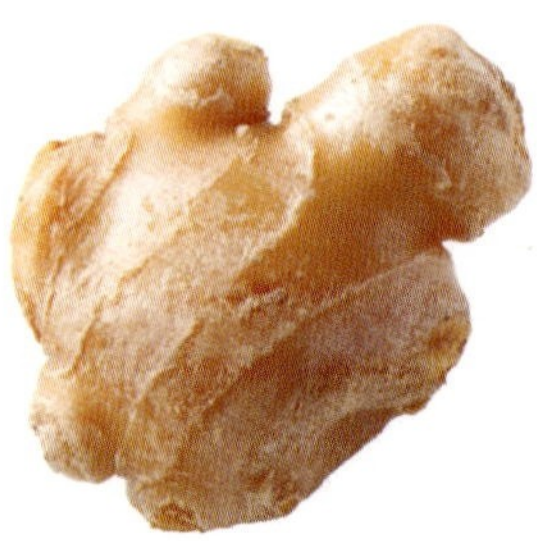

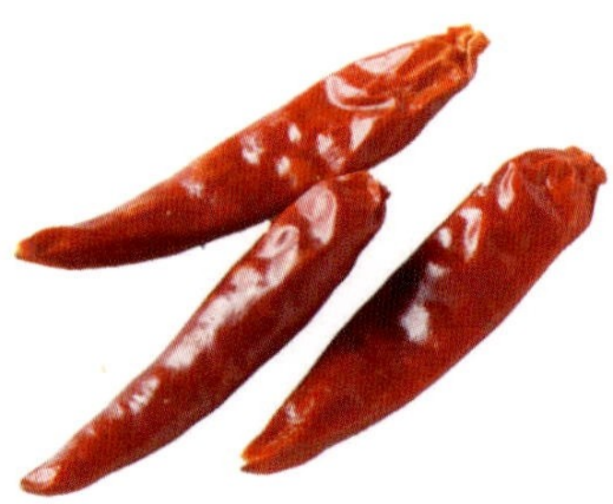

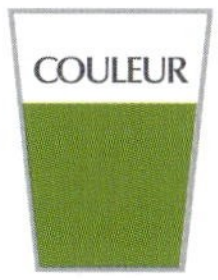

Duo 5

3 pieds de komatsuna et 2 citrons jaunes

Quand on boit ce jus, on a tout de suite l'impression de se faire du bien ! Une fois cueillies, les feuilles de komatsuna flétrissent assez vite. Consommez-les sans tarder ! Le komatsuna peut être remplacé par des épinards, des feuilles de moutarde, des fanes de navet, de betterave ou d'autres légumes.

Komatsuna + Citron jaune

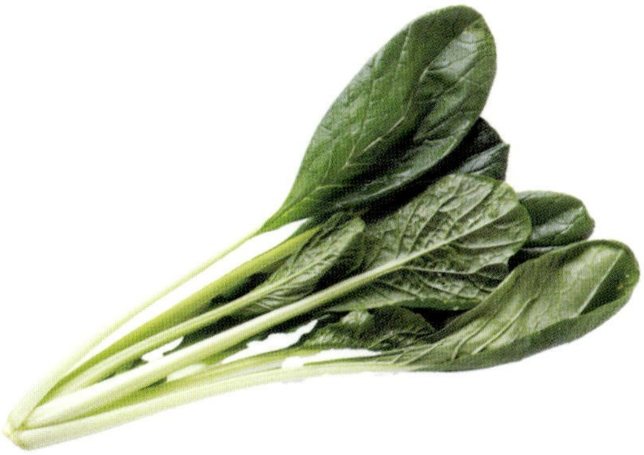

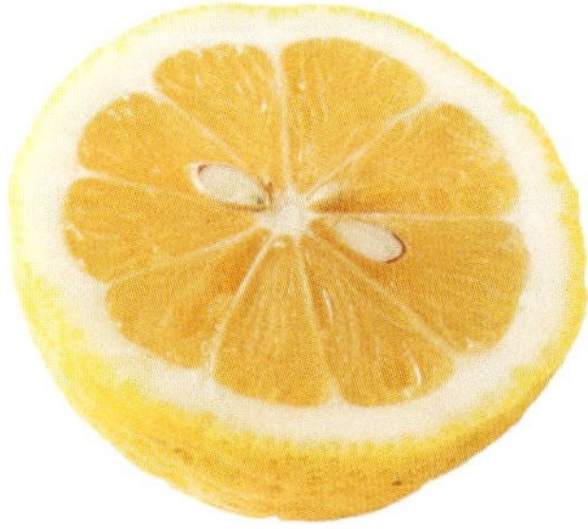

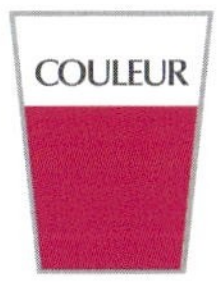

Duo 6

1 betterave et 10 grains de raisin

Un jus d'un violet impérial ! Les betteraves de gros calibre sont quelquefois fibreuses. Choisissez-les plutôt de taille moyenne, à chair ferme et bien dense. Ne jetez pas les fanes des betteraves ! Elles sont délicieuses !

Betterave + Raisin

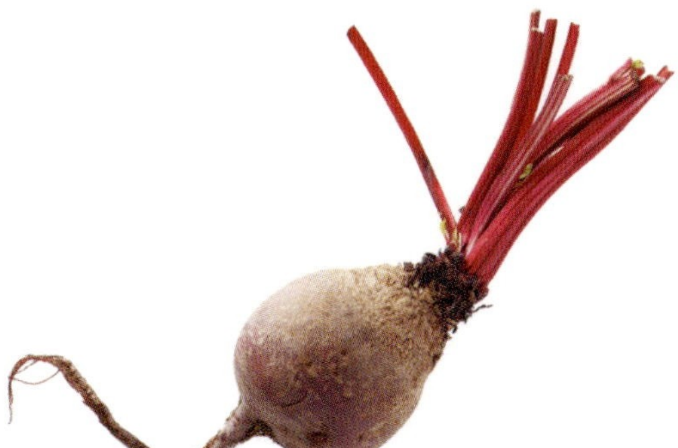

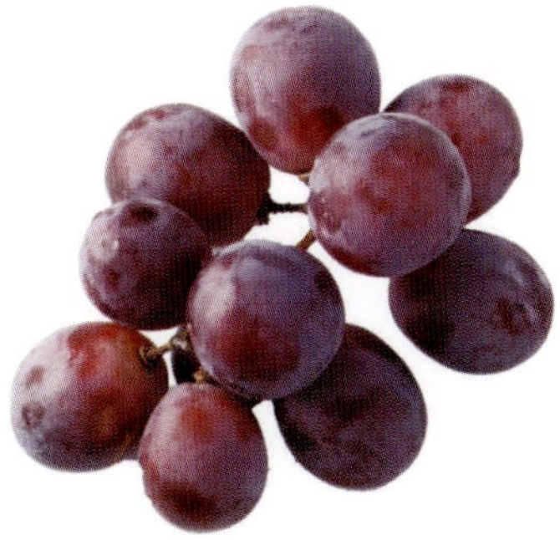

COULEUR

Duo 7

3 cm de radis daïkon et 1 pomme

Un jus à consommer régulièrement pour renforcer l'immunité ! Pour le préparer, utilisez plutôt la partie supérieure du daïkon (du côté des fanes) : elle est moins piquante et plus sucrée que la pointe. Pour obtenir un jus plus suave, ajoutez un filet de miel ou de sirop d'agave ! Vous pouvez remplacer le radis par du navet.

Radis + Pomme

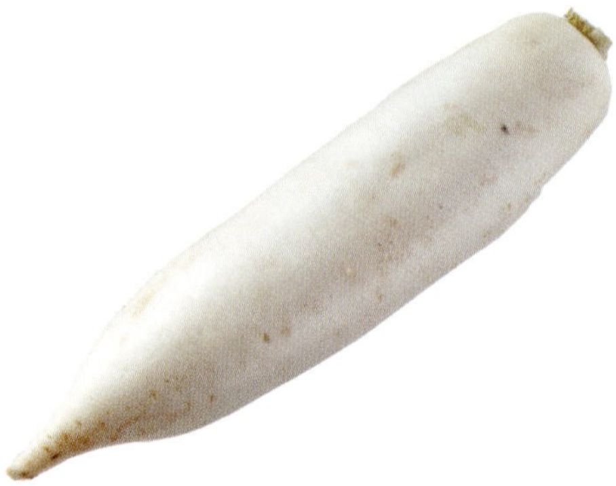

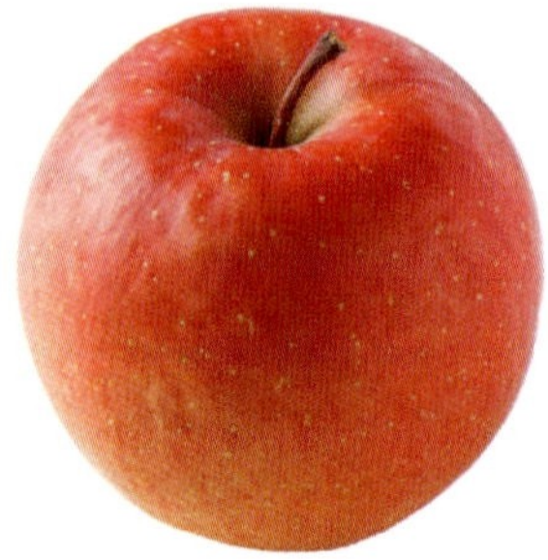

COULEUR

Duo 8

400 ml de lait de noix et un peu de cannelle

Un jus idéal pour se détendre ! Préparez le lait de noix à partir de la recette fournie dans cet ouvrage p. 64 et ajoutez-y un peu de cannelle. La cannelle en poudre est certes pratique à utiliser, mais essayez aussi la cannelle en bâtonnets : plongez-la dans le lait de noix, et laissez les arômes se diffuser. Pour obtenir une texture plus intéressante, vous pouvez également saupoudrer quelques noix grossièrement concassées !

Lait de noix + Cannelle

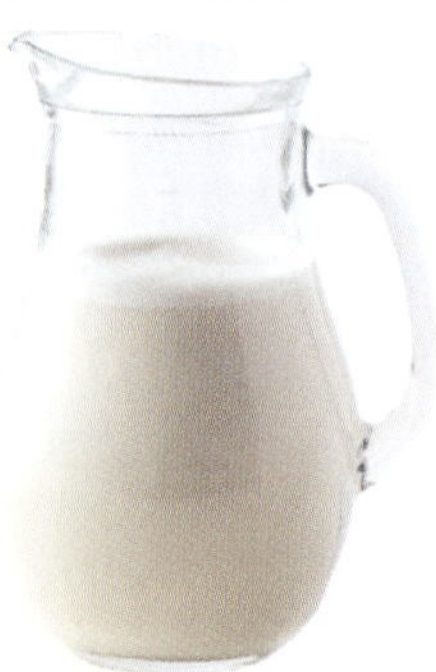

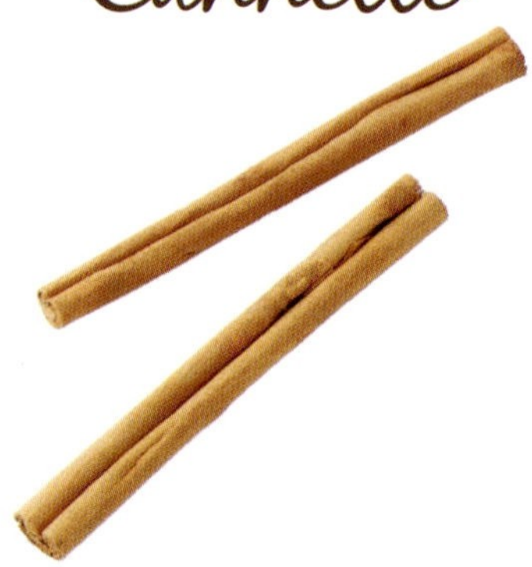

COULEUR

Duo 9

1 tige de céleri branche et 3 tomates

Un jus qui évoque un gaspacho ! Saupoudrez une pincée de sel pour accentuer les saveurs du céleri et de la tomate ! Les résidus de céleri et de tomate de l'extracteur de jus peuvent être utilisés pour épaissir un curry ou mélangés à de la viande hachée pour confectionner de délicieuses boulettes.

Céleri branche + Tomate

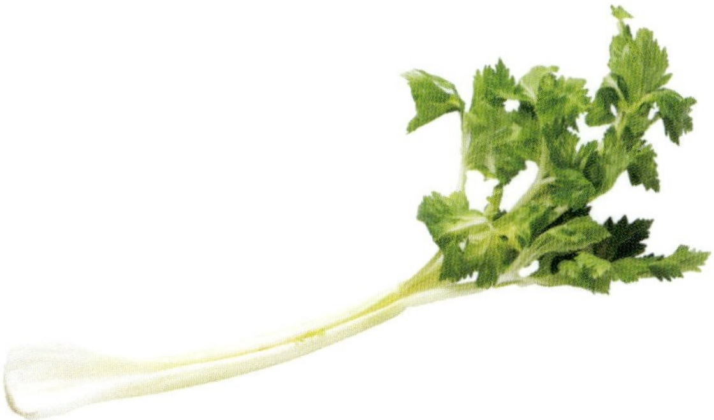

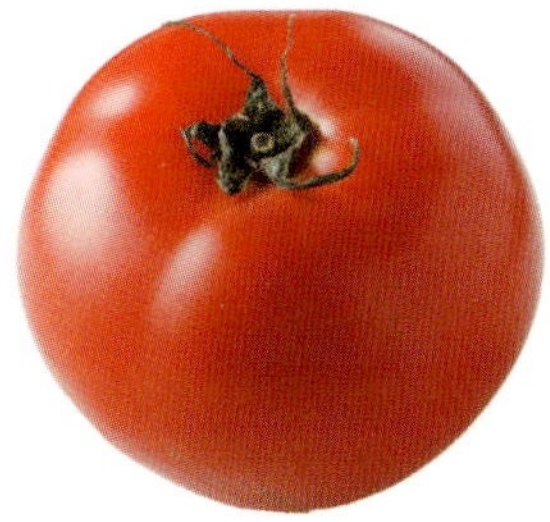

COULEUR

Duo 10

3 pieds d'épinard et 2 concombres

Une combinaison de deux légumes que les vrais adeptes de jus crus ne manqueront pas d'apprécier ! Composé à 95 % d'eau, le concombre est très désaltérant. Il a également une action diurétique et détoxifiante. Pour préserver sa teneur en vitamine C, évitez de le conserver dans les zones froides du réfrigérateur. Placez-le plutôt à la verticale, dans la porte du réfrigérateur.

Épinard + Concombre

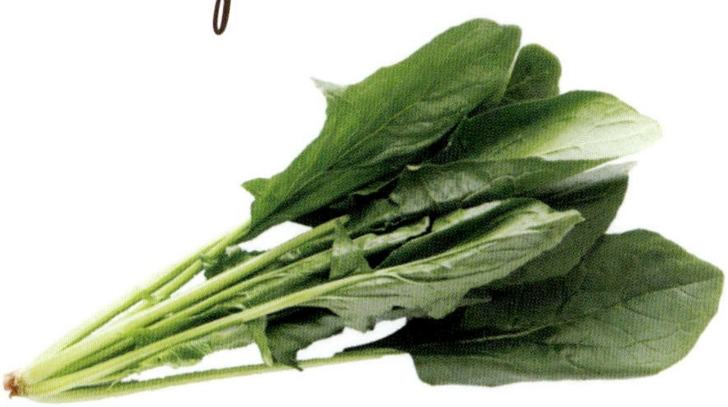

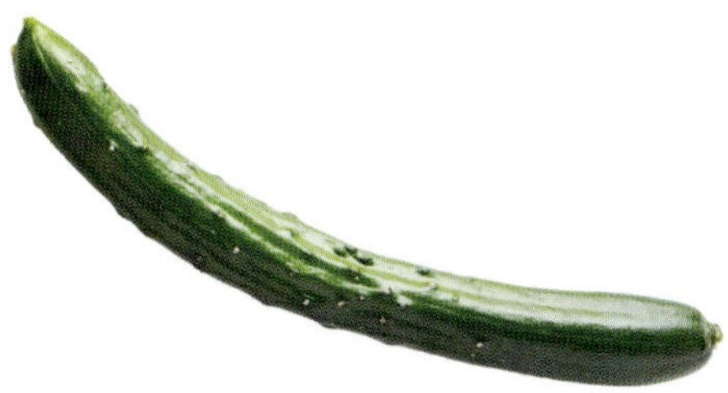

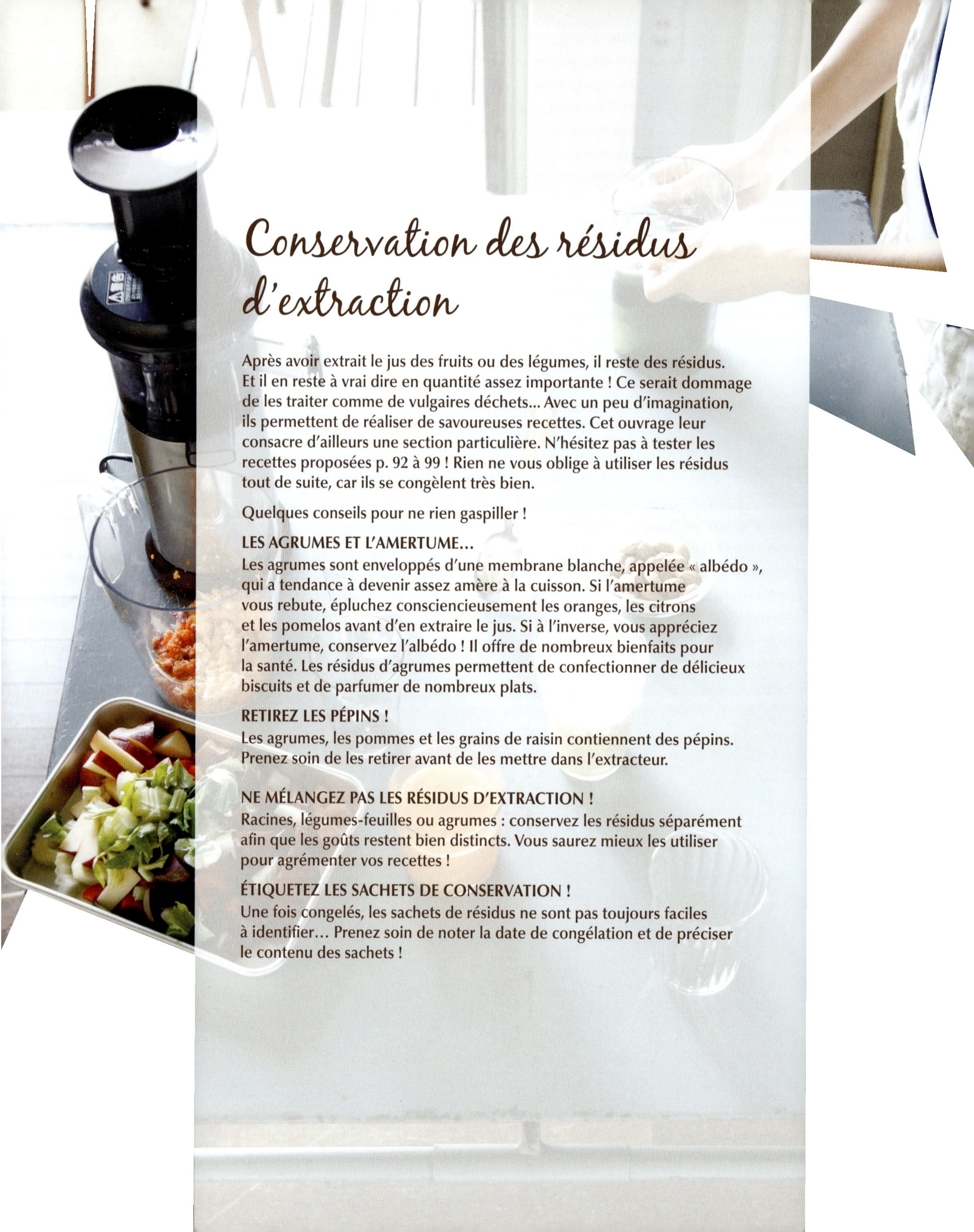

Conservation des résidus d'extraction

Après avoir extrait le jus des fruits ou des légumes, il reste des résidus. Et il en reste à vrai dire en quantité assez importante ! Ce serait dommage de les traiter comme de vulgaires déchets... Avec un peu d'imagination, ils permettent de réaliser de savoureuses recettes. Cet ouvrage leur consacre d'ailleurs une section particulière. N'hésitez pas à tester les recettes proposées p. 92 à 99 ! Rien ne vous oblige à utiliser les résidus tout de suite, car ils se congèlent très bien.

Quelques conseils pour ne rien gaspiller !

LES AGRUMES ET L'AMERTUME...

Les agrumes sont enveloppés d'une membrane blanche, appelée « albédo », qui a tendance à devenir assez amère à la cuisson. Si l'amertume vous rebute, épluchez consciencieusement les oranges, les citrons et les pomelos avant d'en extraire le jus. Si à l'inverse, vous appréciez l'amertume, conservez l'albédo ! Il offre de nombreux bienfaits pour la santé. Les résidus d'agrumes permettent de confectionner de délicieux biscuits et de parfumer de nombreux plats.

RETIREZ LES PÉPINS !

Les agrumes, les pommes et les grains de raisin contiennent des pépins. Prenez soin de les retirer avant de les mettre dans l'extracteur.

NE MÉLANGEZ PAS LES RÉSIDUS D'EXTRACTION !

Racines, légumes-feuilles ou agrumes : conservez les résidus séparément afin que les goûts restent bien distincts. Vous saurez mieux les utiliser pour agrémenter vos recettes !

ÉTIQUETEZ LES SACHETS DE CONSERVATION !

Une fois congelés, les sachets de résidus ne sont pas toujours faciles à identifier... Prenez soin de noter la date de congélation et de préciser le contenu des sachets !

Chapitre 4

À VOUS DE JOUER !

CURE D'UNE JOURNÉE

Buvez des jus crus pressés tout au long de la journée !

« Il faut que je maigrisse ! »
« Je manque d'énergie ! »
« J'ai besoin d'une bonne cure détox ! »

Si de telles pensées fusent dans votre esprit, c'est le moment d'expérimenter une cure d'une journée à base de jus crus !

On entend souvent dire que les cures doivent durer au moins trois jours pour être efficaces… Mais c'est loin d'être évident de caser trois jours d'affilée dans un emploi du temps ! Et puis, il faut éviter de trop brusquer l'organisme… Commencez plutôt par essayer de suivre une cure pendant **une journée**. À vous de voir ensuite si vous souhaitez la poursuivre un peu plus longtemps ou non. Le plus important est de rester à l'écoute de votre corps et de ne pas vous faire violence !

Il faut comprendre que prendre soin de sa santé s'inscrit dans la durée… Prendre goût aux jus crus et en consommer régulièrement tout au long de l'année, c'est sans doute là le véritable secret pour rester en pleine forme !

Trouvez le rythme qui vous convient : décidez par exemple de faire une cure de jus un jour par semaine, durant le week-end, ou bien encore un week-end sur deux…

Les cures d'une journée font du bien au corps autant qu'elles apaisent l'esprit. Vous ne regretterez pas d'avoir essayé !

Parmi les trois cures que propose l'ouvrage, choisissez celle qui répond le mieux à vos attentes !

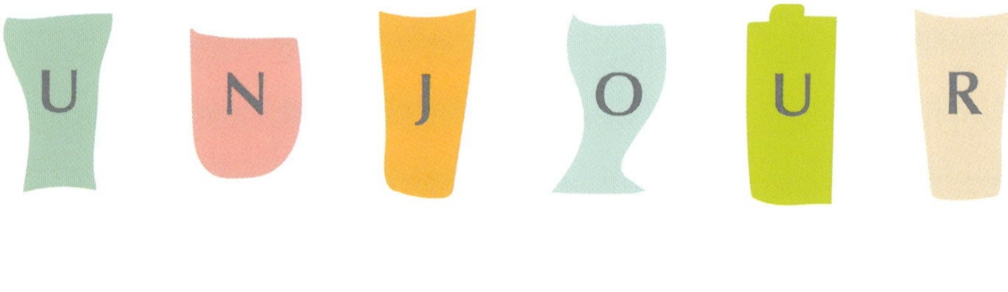

Cure d'une journée : quelques règles de base

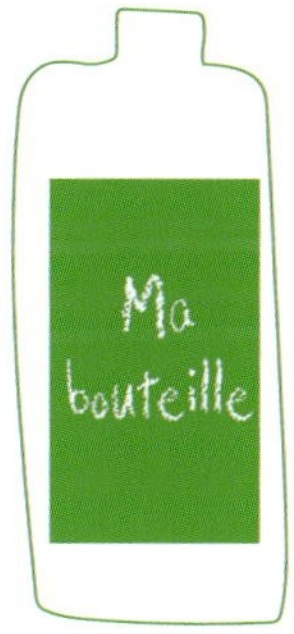

Consommez au moins 2,4 litres de jus dans la journée

Les recettes proposées dans cet ouvrage indiquent les quantités d'ingrédients nécessaires pour préparer un jus d'environ 400 ml. Pour arriver à un total de 2,4 litres, choisissez un jus dans chaque catégorie de couleur : rouge, jaune-orange, vert, violet, blanc et joignez-leur un jus supplémentaire choisi dans la catégorie des jus intégrant une épice ou un superaliment ou bien un jus combinant seulement deux ingrédients (Jus duo : voir p. 76 à 81).

Buvez au moins un jus choisi parmi les jus verts

Les jus verts aident à éliminer les toxines de l'organisme. Buvez-les plutôt le matin ou à midi, avant d'entamer une activité physique.

Buvez au moins un jus à base de lait de noix

Soyez généreux et préparez un jus de 500 ml !
Les noix contiennent des protéines et des acides gras qui procurent une sensation de satiété.
Quand on a le ventre creux, on a du mal à trouver le sommeil : buvez des jus à base de lait de noix avant d'aller vous coucher !

Des jus préparés à l'avance ou tout frais pressés : à vous de choisir !

Plus les jus sont frais, plus ils sont riches en nutriments. Les jus pressés se conservent cependant très bien. La veille d'une cure d'un jour, vous pouvez préparer tous les jus sélectionnés.
Le lendemain, abandonnez-vous au plaisir de la dégustation !

CURE D'UNE JOURNÉE
OBJECTIF
1

Chasser la fatigue !

5 couleurs + 1 épice

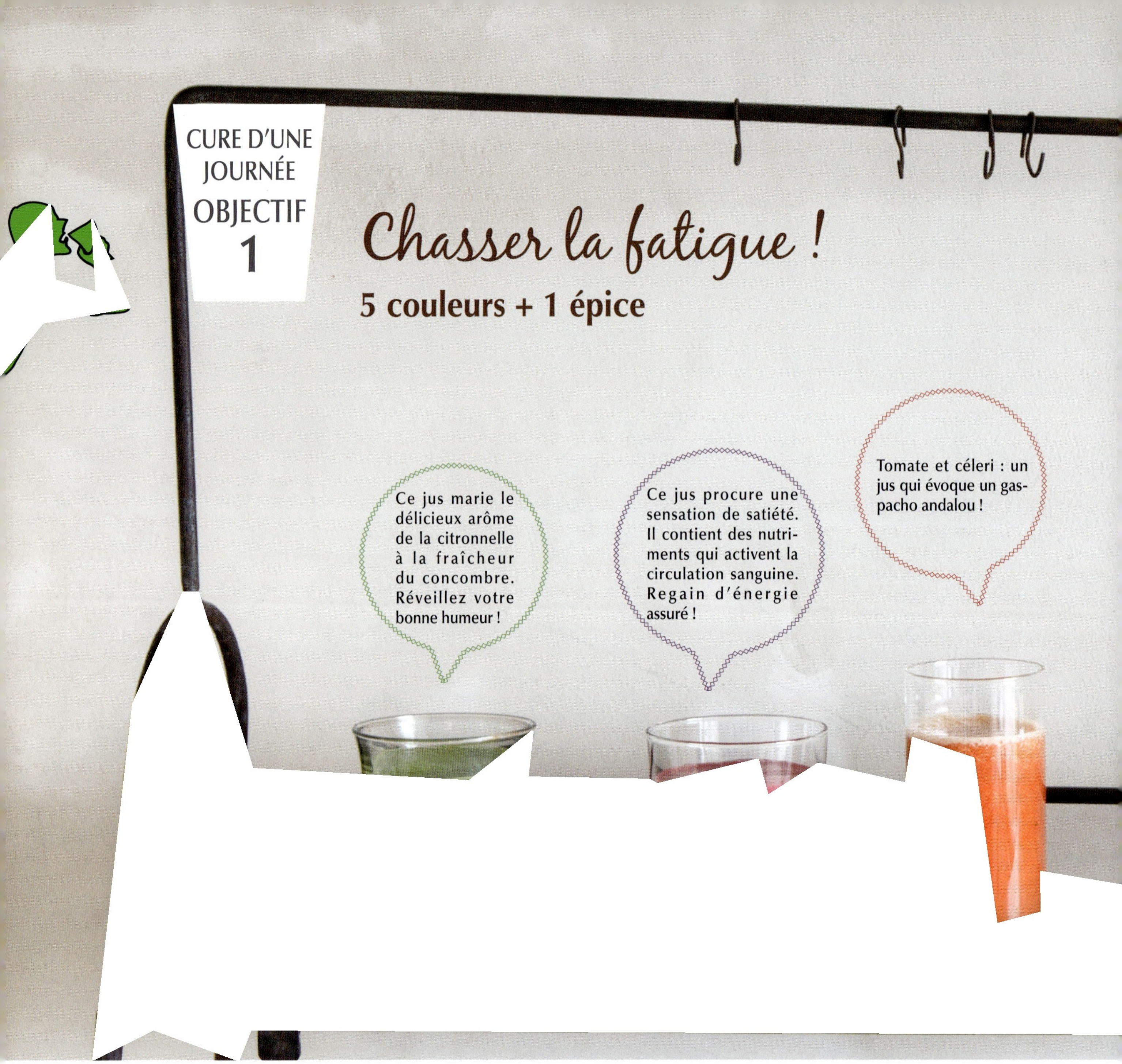

Ce jus marie le délicieux arôme de la citronnelle à la fraîcheur du concombre. Réveillez votre bonne humeur !

Ce jus procure une sensation de satiété. Il contient des nutriments qui activent la circulation sanguine. Regain d'énergie assuré !

Tomate et céleri : un jus qui évoque un gaspacho andalou !

Vert

INGRÉDIENTS

4 pieds d'épinard
1 concombre ½
1 citron
10 tiges de citronnelle
Quelques pincées de sel

À boire l'après-midi

Violet

INGRÉDIENTS

¼ de chou rouge
½ pomme
1 concombre
½ betterave
10 grains de raisin
1 kiwi

À boire à midi ou le soir

Rouge

INGRÉDIENTS

2 tomates
½ pomme
1 citron
1 tige de céleri branche

À boire dans la journée

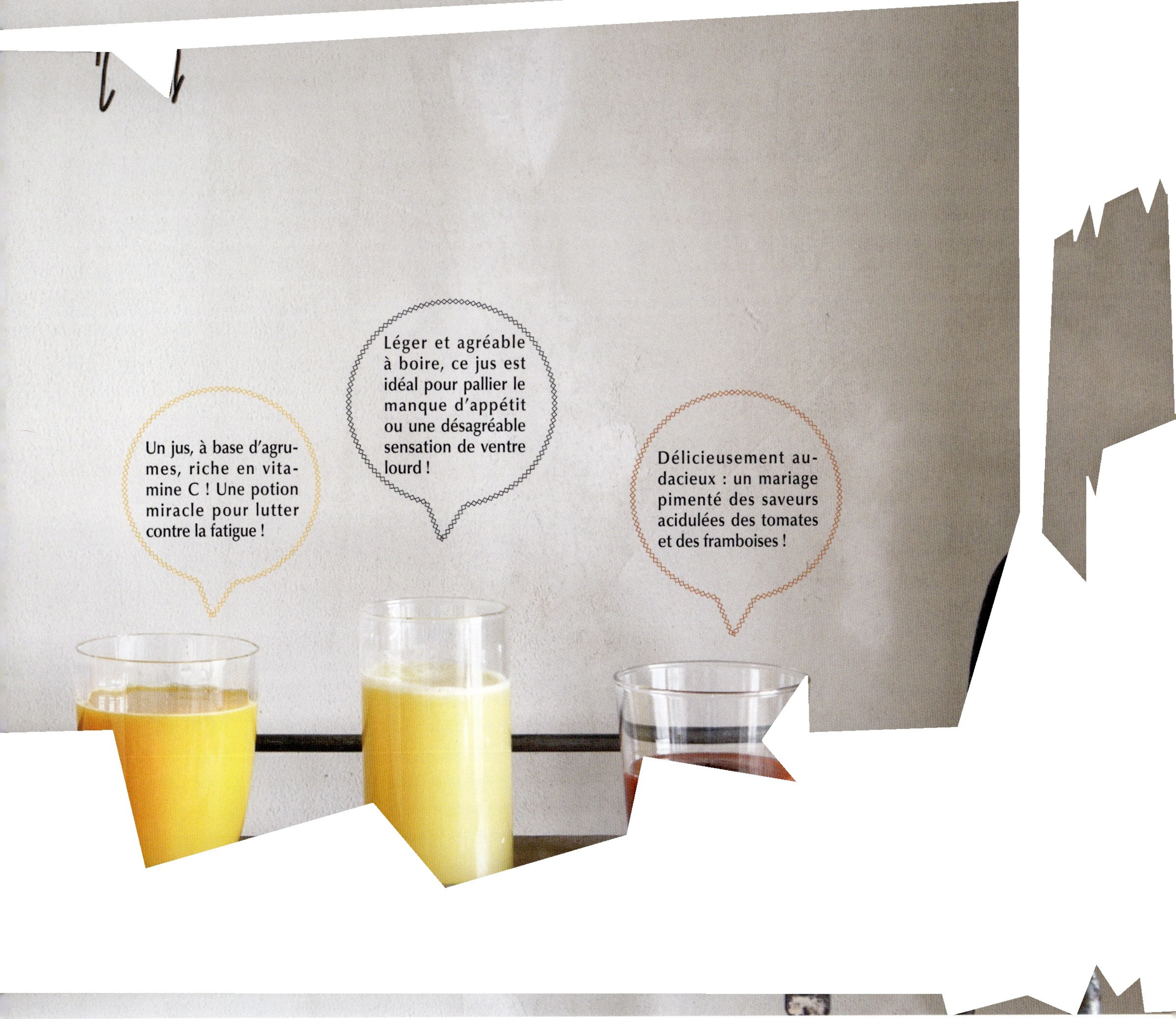
Un jus, à base d'agrumes, riche en vitamine C ! Une potion miracle pour lutter contre la fatigue !
Léger et agréable à boire, ce jus est idéal pour pallier le manque d'appétit ou une désagréable sensation de ventre lourd !
Délicieusement audacieux : un mariage pimenté des saveurs acidulées des tomates et des framboises !

Jaune-orange

INGRÉDIENTS

À boire le matin

1 orange
1 poivron jaune
1 citron
½ pomme

Blanc

INGRÉDIENTS

À boire dans la journée

1 pomme ½
1 daïkon (radis blanc asiatique)
1 citron
1 cuillerée de miel brut

Épicé

INGRÉDIENTS

À boire le midi

2 tomates
1 tige de céleri branche
15 framboises
Quelques pincées de sel marin
Un peu de piment en poudre

CURE D'UN… JOURNÉE
OBJECTIF
2

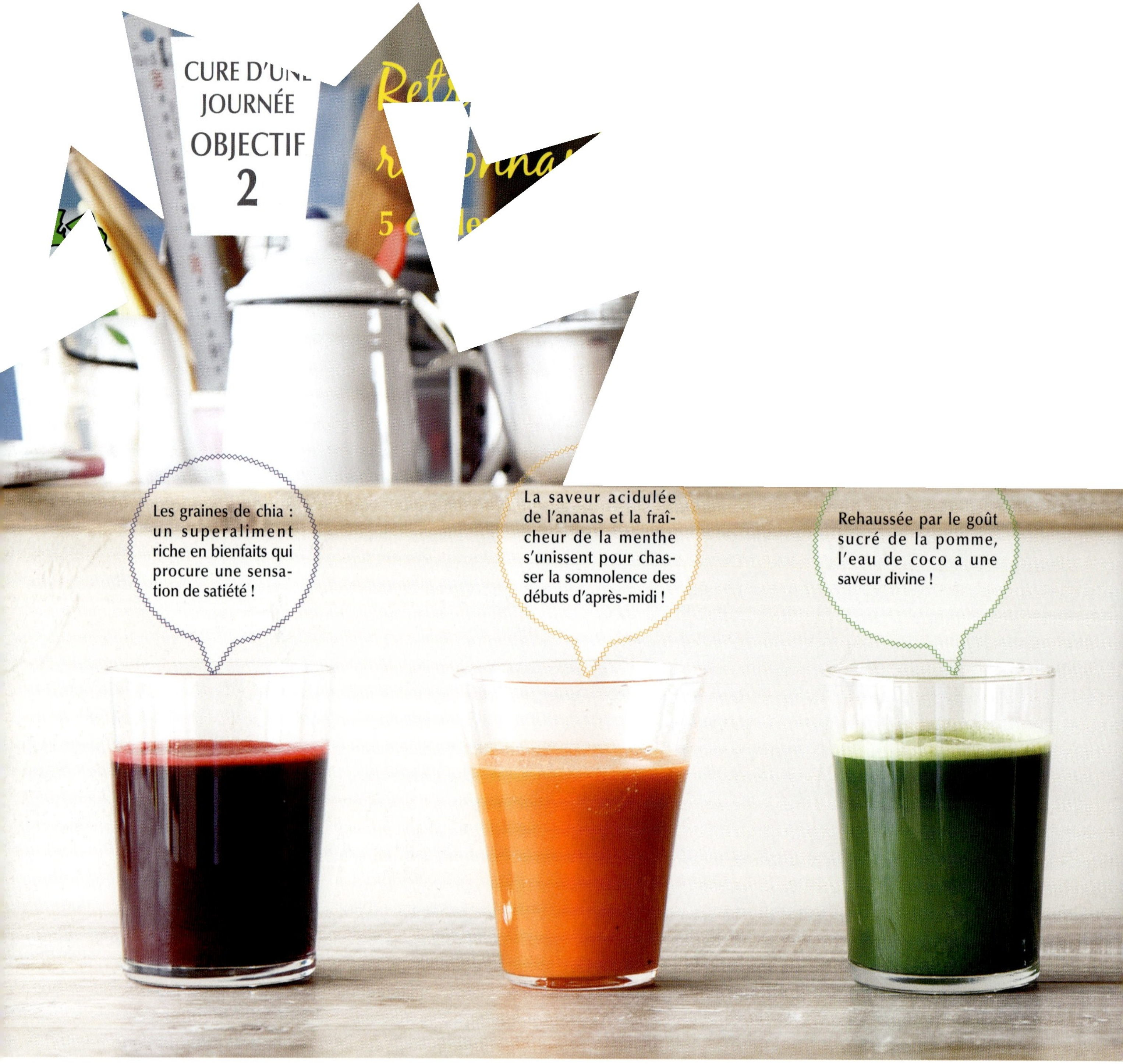
Les graines de chia : un superaliment riche en bienfaits qui procure une sensation de satiété !
La saveur acidulée de l'ananas et la fraîcheur de la menthe s'unissent pour chasser la somnolence des débuts d'après-midi !
Rehaussée par le goût sucré de la pomme, l'eau de coco a une saveur divine !

Superaliment

INGRÉDIENTS

À boire le matin ou le soir

1 betterave
1 citron
Quelques cuillerées de graines de chia réhydratées

Jaune-orange

INGRÉDIENTS

À boire l'après-midi

1 carotte
¼ d'ananas
1 citron vert
Une poignée de feuilles de menthe

Vert

INGRÉDIENTS

À boire dans la journée

3 pieds de komatsuna (ou épinard)
1 pomme
1 poignée de feuilles de menthe
200 ml d'eau de coco

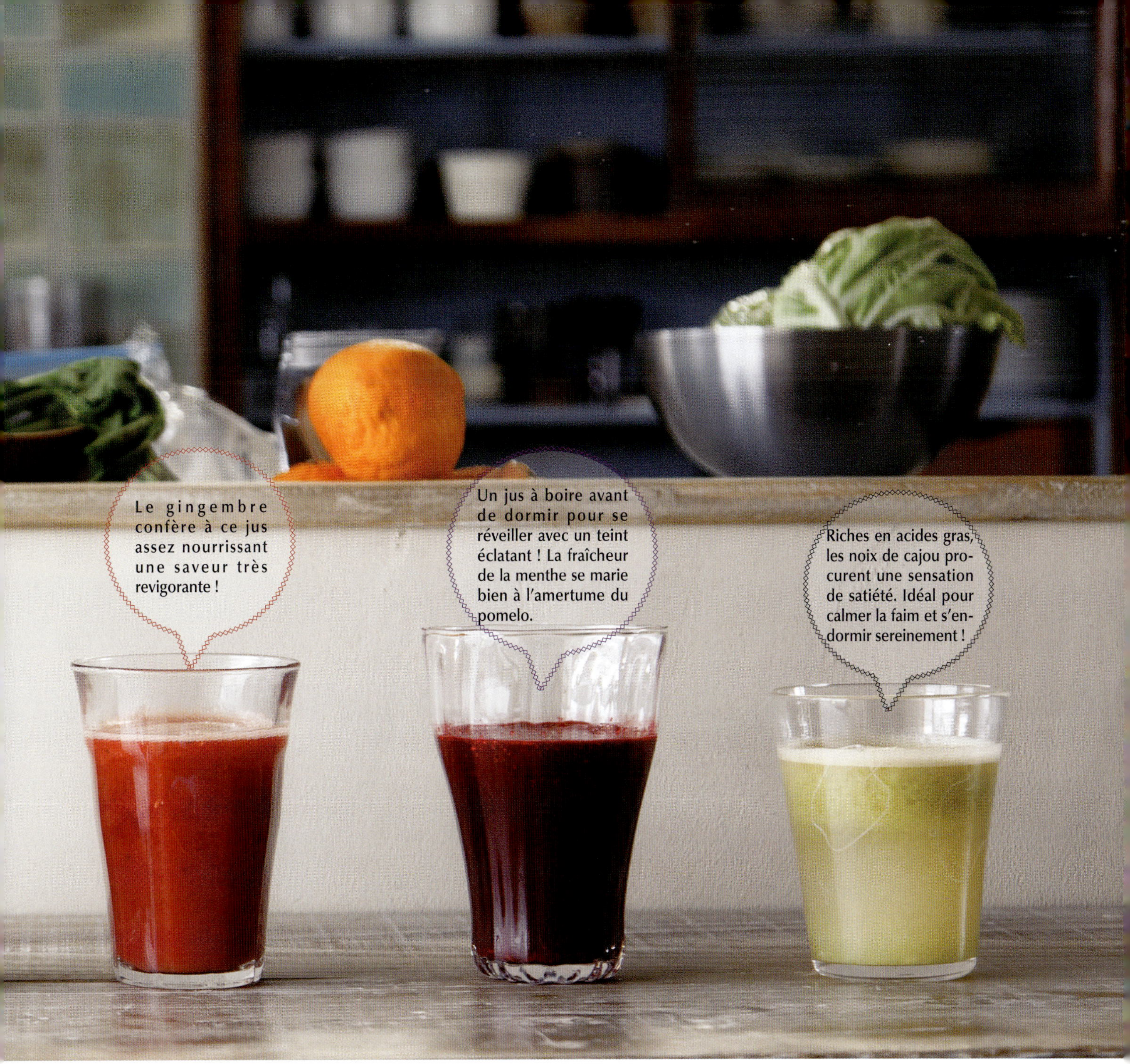
Le gingembre confère à ce jus assez nourrissant une saveur très revigorante !
Un jus à boire avant de dormir pour se réveiller avec un teint éclatant ! La fraîcheur de la menthe se marie bien à l'amertume du pomelo.
Riches en acides gras, les noix de cajou procurent une sensation de satiété. Idéal pour calmer la faim et s'endormir sereinement !

Rouge

À boire le matin

INGRÉDIENTS

1 pomme
1 betterave
Quelques brins de persil
1 morceau de gingembre
Un filet de sirop d'agave

Violet

À boire avant le coucher

INGRÉDIENTS

½ chou rouge
1 pomelo
1 morceau de gingembre
2 poignées de feuilles de menthe
Un filet de sirop d'agave

Blanc

À boire le soir

INGRÉDIENTS

½ chou-fleur
2 navets
1 banane
5 noix de cajou réhydratées
200 ml d'eau
Quelques pincées de sel

CURE D'UNE JOURNÉE
OBJECTIF
3

Éliminer les toxines !

5 couleurs + 1 duo

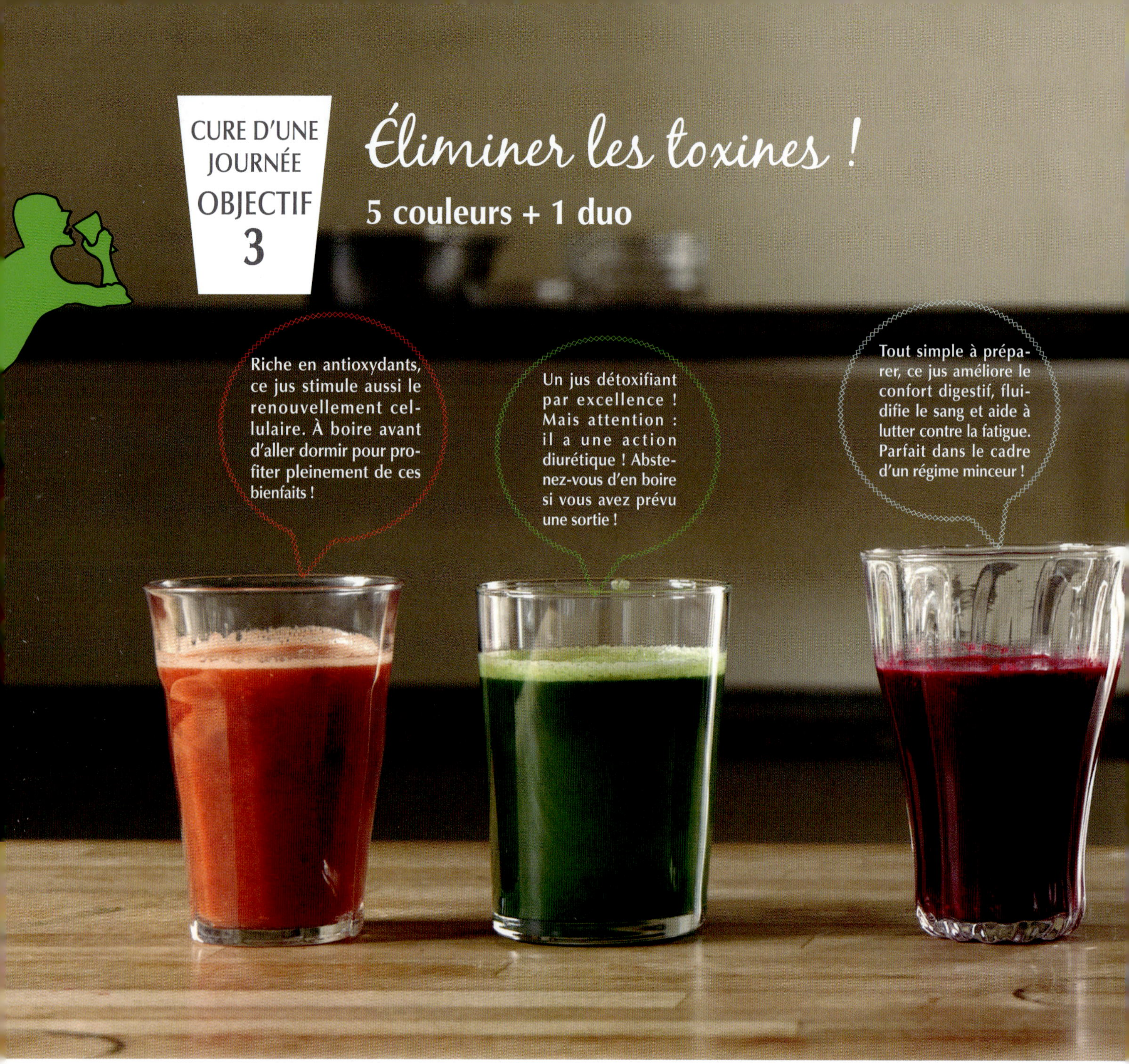

Riche en antioxydants, ce jus stimule aussi le renouvellement cellulaire. À boire avant d'aller dormir pour profiter pleinement de ces bienfaits !

Un jus détoxifiant par excellence ! Mais attention : il a une action diurétique ! Abstenez-vous d'en boire si vous avez prévu une sortie !

Tout simple à préparer, ce jus améliore le confort digestif, fluidifie le sang et aide à lutter contre la fatigue. Parfait dans le cadre d'un régime minceur !

Rouge

INGRÉDIENTS

À boire à midi ou le soir

1 poivron rouge
15 framboises (60 g)
1 citron ½
Une poignée de feuilles de menthe

Vert

INGRÉDIENTS

À boire le matin

2 pieds de komatsuna (ou épinard)
De la roquette (50 g)
30 g de brins de coriandre
1 orange
1 citron
Une poignée de menthe

Duo

INGRÉDIENTS

À boire dans la journée

1 betterave
10 grains de raisin

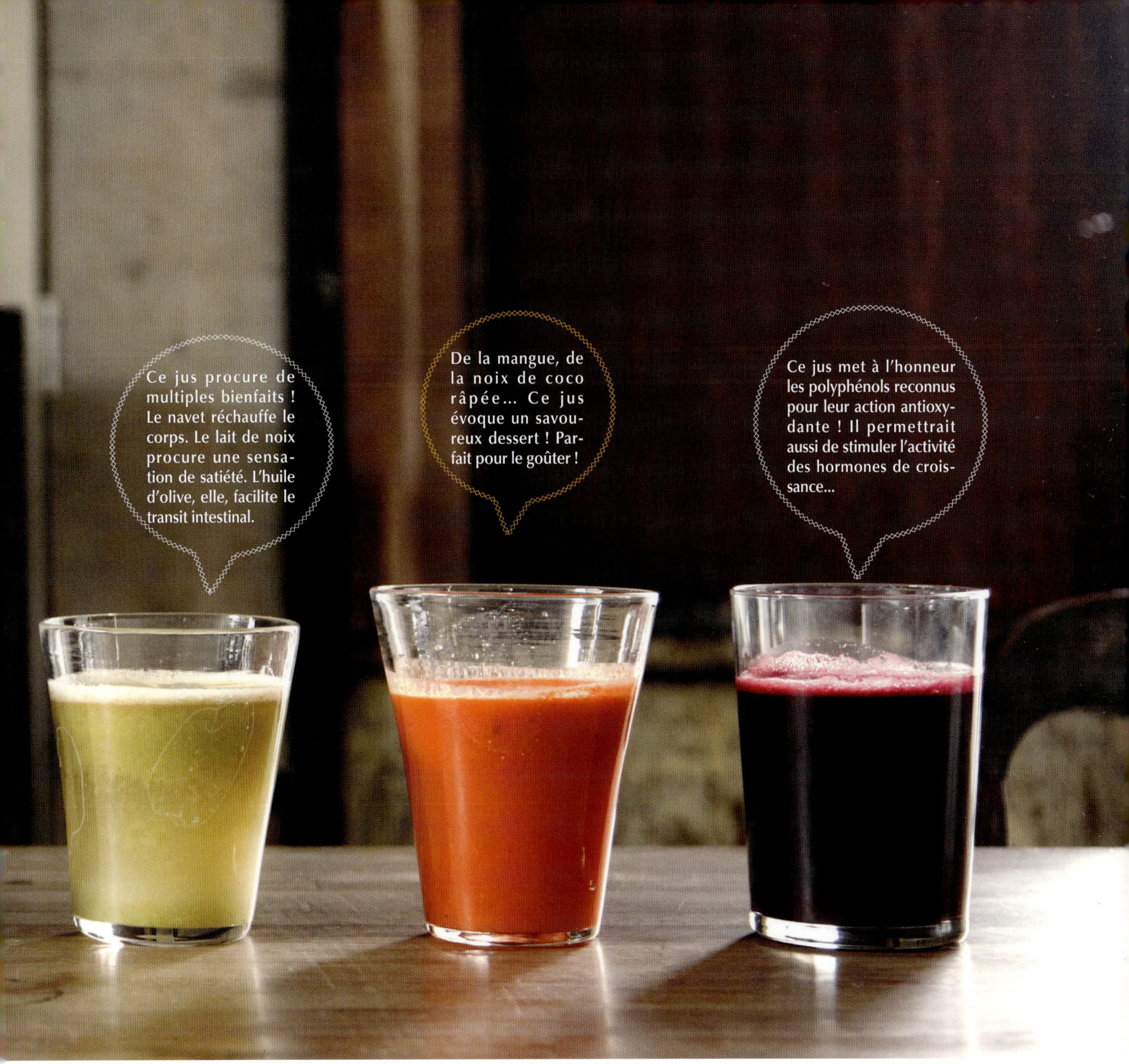
Ce jus procure de multiples bienfaits ! Le navet réchauffe le corps. Le lait de noix procure une sensation de satiété. L'huile d'olive, elle, facilite le transit intestinal.
De la mangue, de la noix de coco râpée… Ce jus évoque un savoureux dessert ! Parfait pour le goûter !
Ce jus met à l'honneur les polyphénols reconnus pour leur action antioxydante ! Il permettrait aussi de stimuler l'activité des hormones de croissance...

Blanc

INGRÉDIENTS

À boire le matin

1 pomme
2 navets
2 cuillères à soupe d'amandes réhydratées
200 ml d'eau
Quelques gouttes d'huile d'olive vierge extra

Jaune-orange

INGRÉDIENTS

À boire l'après-midi

1 carotte
1 mangue
¼ de chou blanc
½ citron (50 g)
Quelques cuillerées de poudre de noix de coco

Violet

INGRÉDIENTS

À boire le soir

½ chou rouge
10 grains de raisin
1 pomme
1 citron

Recyclez les résidus de pulpe !

Quand on utilise fréquemment son extracteur de jus, on s'aperçoit qu'il rejette des résidus de pulpe en quantité assez importante. Riches en fibres, ces résidus sont bénéfiques pour la santé. Ils apportent saveur et consistance aux soupes ou aux sauces des plats mijotés. Ils permettent aussi de préparer de délicieuses sauces d'assaisonnement pour salade. Il y a un plaisir ludique à inventer des recettes pour réutiliser les résidus de pulpe. Faites parler votre créativité ! En contribuant à la réduction des déchets, vous aurez aussi la satisfaction de faire un geste écoresponsable !
Prenons soin de notre santé, mais aussi de celle de la planète !

Bon à savoir

Pressées à l'extracteur, les carottes donnent beaucoup de résidus de pulpe. Ces sauces d'assaisonnement pour salade sont assez épaisses, savoureuses et moins grasses qu'une vinaigrette ordinaire !

Sauces salade

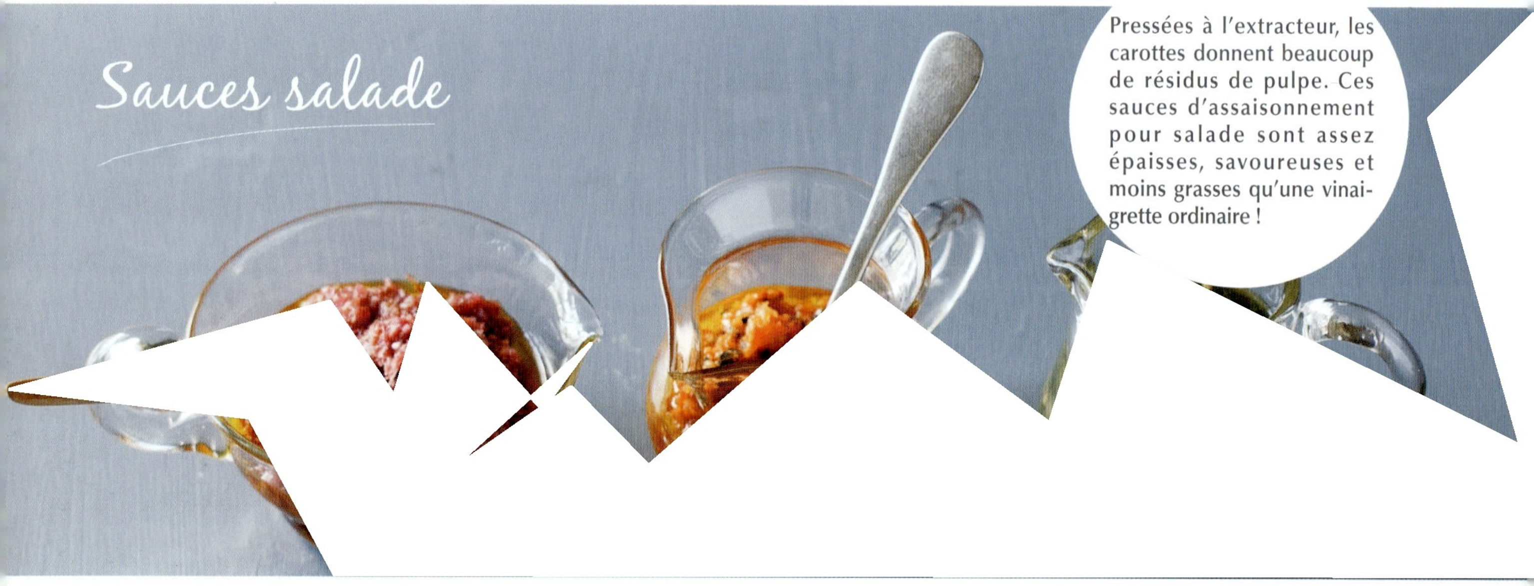

Vinaigrette au chou rouge

INGRÉDIENTS

60 g de résidus de pulpe de chou rouge (quantité de résidus obtenue à partir d'¼ de chou rouge) et ½ oignon finement haché

A : 10 cuill. à s. d'huile d'olive vierge extra
2 cuill. à s. de vinaigre blanc
1 cuill. à c. de poivre noir
1 cuill. à c. de cumin en poudre

PRÉPARATION DE LA RECETTE

1. Mettez les ingrédients **A** dans un bol, et mélangez-les au batteur pour obtenir une émulsion.
2. Ajoutez les résidus et l'oignon dans le bol et mélangez le tout.

Vinaigrette à la carotte

INGRÉDIENTS

60 g de résidus de pulpe de carottes (quantité de résidus obtenue à partir de 350 g de carottes)
¼ d'oignon rouge finement haché
10 g d'olives noires finement hachées
10 g de tomates séchées finement hachées

A : 10 cuill. à s. d'huile d'olive vierge
2 cuill. à s. de vinaigre de riz
2 cuill. à c. de sel
Quelques pincées de poivre noir

PRÉPARATION DE LA RECETTE

1. Mettez les ingrédients **A** dans un bol, et mélangez-les au batteur pour obtenir une émulsion.
2. Ajoutez les autres ingrédients dans le bol et mélangez le tout.

Vinaigrette aux épinards

INGRÉDIENTS

30 g de résidus d'épinards (quantité de résidus obtenue à partir de 160 g d'épinards)
5 g d'algue kombu
1 cuill. à c. de graines de sésame grillées

A : 10 cuill. à s. d'huile de sésame
2 cuill. à s. de vinaigre de riz
2 cuill. à c. de sel
1 cuill. à c. de poivre noir

PRÉPARATION DE LA RECETTE

1. Mettez les ingrédients **A** dans un bol, et mélangez-les au batteur pour obtenir une émulsion.
2. Ajoutez les autres ingrédients dans le bol et mélangez le tout.

Bon à savoir

Les résidus de noix issus de la préparation du lait de noix ont un arôme délicieux. Ajoutez-les à un potage à base de pommes de terre et d'oignons !

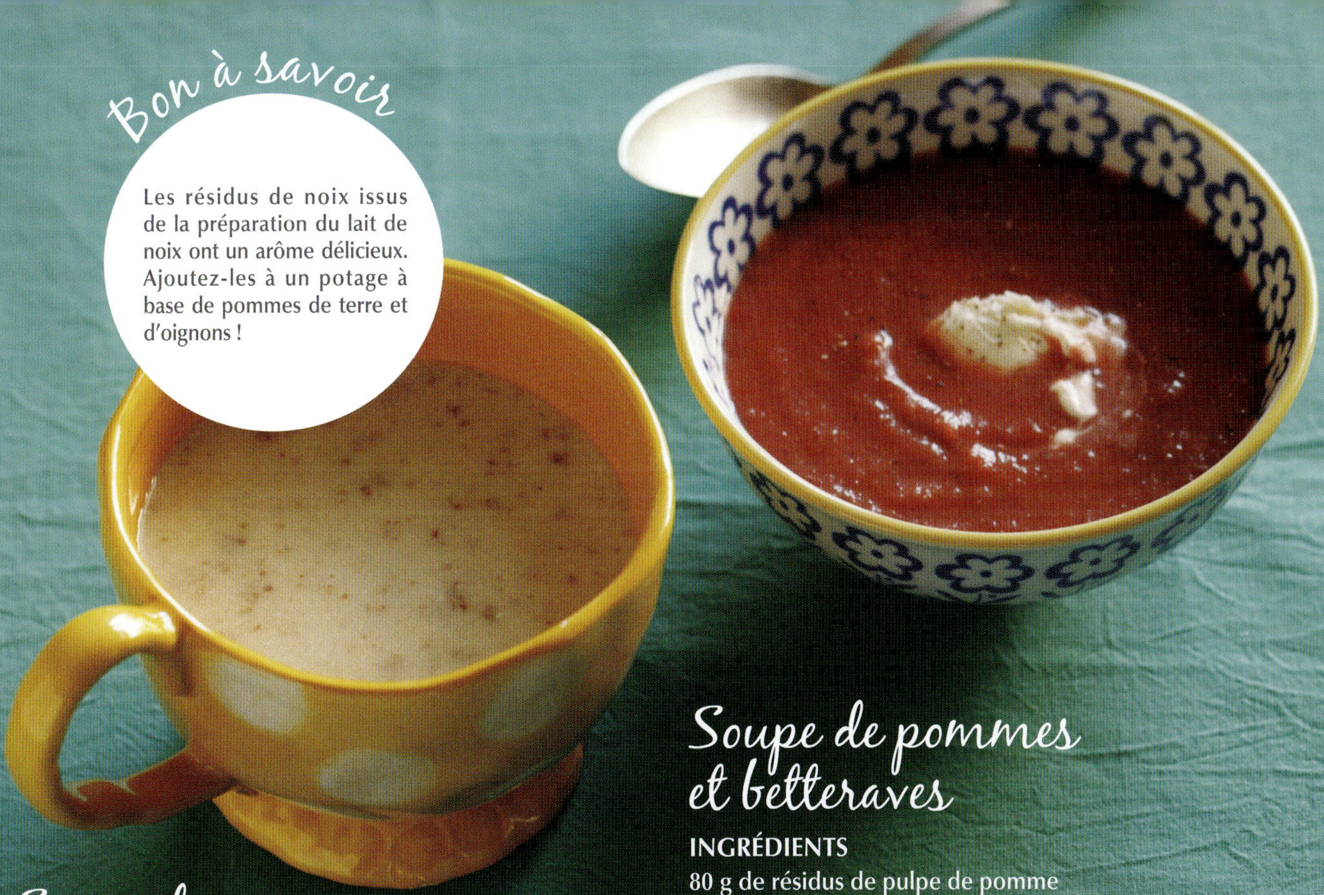

Soupe de noix
(noix de cajou, amandes, noisettes)

INGRÉDIENTS POUR 4 À 6 PERSONNES

80 g de résidus de noix
½ oignon émincé
2 pommes de terre
1 cuill. à s. d'huile d'olive vierge extra
500 ml d'eau
1 cuill. à c. de gros sel
Quelques pincées de sel fin
Quelques pincées de poivre

PRÉPARATION DE LA RECETTE

1. Épluchez les pommes de terre, débitez-les en petits cubes. Trempez les cubes dans l'eau pendant 5 min, puis égouttez-les dans une passoire.
2. Faites revenir l'oignon émincé dans une casserole, sur feu moyen, avec un peu d'huile d'olive. Quand les oignons sont translucides, ajoutez les cubes de pommes de terre et les résidus de noix. Faites revenir pendant 1 min, puis ajoutez l'eau. Lorsque l'eau commence à bouillir, ajoutez le gros sel. Couvrez, et laissez mijoter sur feu vif pendant 20 min.
3. Laissez la préparation refroidir un peu, puis mixez-la dans un blender (ou à l'aide d'un mixer plongeant).
4. Remettez la préparation dans la casserole pour la réchauffer. Goûtez et rectifiez au besoin l'assaisonnement en ajoutant du sel et du poivre.

Soupe de pommes et betteraves

INGRÉDIENTS

80 g de résidus de pulpe de pomme
(quantité de résidus obtenue à partir d' ½ pomme)
80 g de résidus de pulpe de betterave
(quantité de résidus obtenue à partir d'1 betterave)
½ oignon émincé
1 gousse d'ail finement hachée
1 morceau de gingembre finement haché
1 cuill. à s. d'huile d'olive vierge extra
1 cube de bouillon de légumes
500 ml d'eau
Quelques pincées de sel fin
Quelques pincées de poivre
Un peu de crème fraîche épaisse

PRÉPARATION DE LA RECETTE

1. Faites revenir l'oignon émincé dans une casserole, sur feu moyen, avec un peu d'huile d'olive. Quand les oignons sont translucides, ajoutez les hachis d'ail et de gingembre. Quand l'ail et le gingembre libèrent leurs arômes, ajoutez les résidus de pulpe de pomme et de betterave. Faites revenir les résidus de pulpe, puis ajoutez l'eau.
2. Quand la préparation commence à bouillir, ajoutez le cube de bouillon de légumes, et couvrez. Laissez mijoter 10 min.
3. Laissez la préparation refroidir un peu, puis mixez-la en utilisant un blender (ou un mixer plongeant).
4. Versez la préparation dans des bols et ajoutez une noix de crème fraîche.

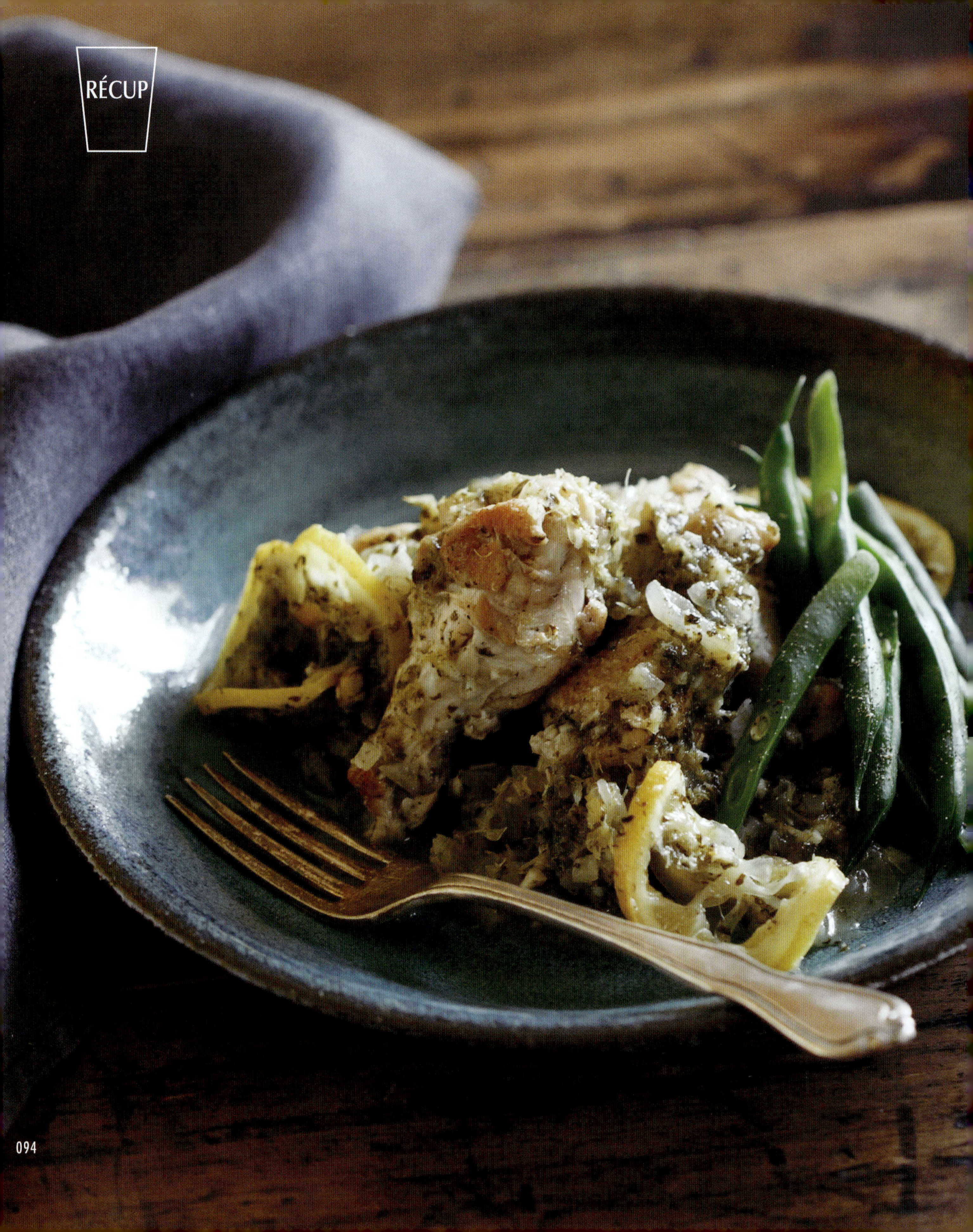
RÉCUP

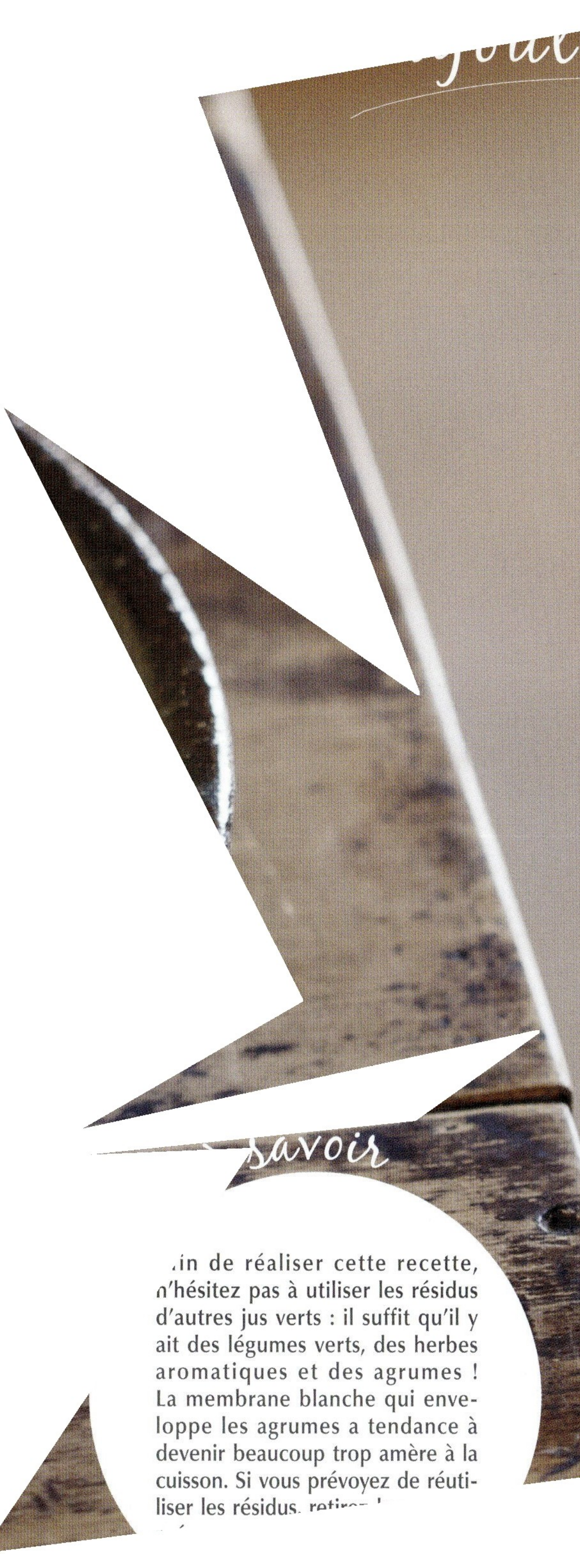

Ragoût de poulet

INGRÉDIENTS POUR 4 À 6 PERSONNES

80 g à 100 g de résidus du jus vert 4 (p. 44)
200 ml d'eau
1 oignon finement haché
1 gousse d'ail finement hachée
500 g de pilons d'ailes de poulet
½ citron débité en rondelles
1 cuill. à c. de gros sel
100 ml de vin blanc
2 cuill. à s. d'huile d'olive vierge extra
Quelques pincées de sel fin
Quelques pincées de poivre

PRÉPARATION DE LA RECETTE

1. Mettez les résidus du jus vert 4 et l'eau dans un blender, puis mixez.
2. Salez les pilons d'ailes de poulet et laissez-les reposer à température ambiante pendant 5 min. Quand ils commencent à rendre un peu de liquide, essuyez-les avec un papier essuie-tout et poivrez-les.
3. Chauffez un peu d'huile d'olive dans une poêle. Faites revenir les pilons d'ailes de poulet. Quand la peau des pilons est bien dorée, ajoutez le vin blanc. Quand l'alcool s'est évaporé, baissez le feu.
4. Faites revenir l'oignon haché avec de l'huile d'olive dans une casserole. Lorsque les oignons sont translucides, ajoutez la gousse d'ail hachée. Quand l'ail libère son arôme, ajoutez les résidus mixés, ainsi que les pilons de poulet avec leur jus de cuisson.
5. Attendez l'ébullition pour ajouter les rondelles de citron. Couvrez, et laissez mijoter pendant 20 min sur feu fort.

savoir

.in de réaliser cette recette, n'hésitez pas à utiliser les résidus d'autres jus verts : il suffit qu'il y ait des légumes verts, des herbes aromatiques et des agrumes ! La membrane blanche qui enveloppe les agrumes a tendance à devenir beaucoup trop amère à la cuisson. Si vous prévoyez de réutiliser les résidus, retire...

RÉCUP

Pancakes

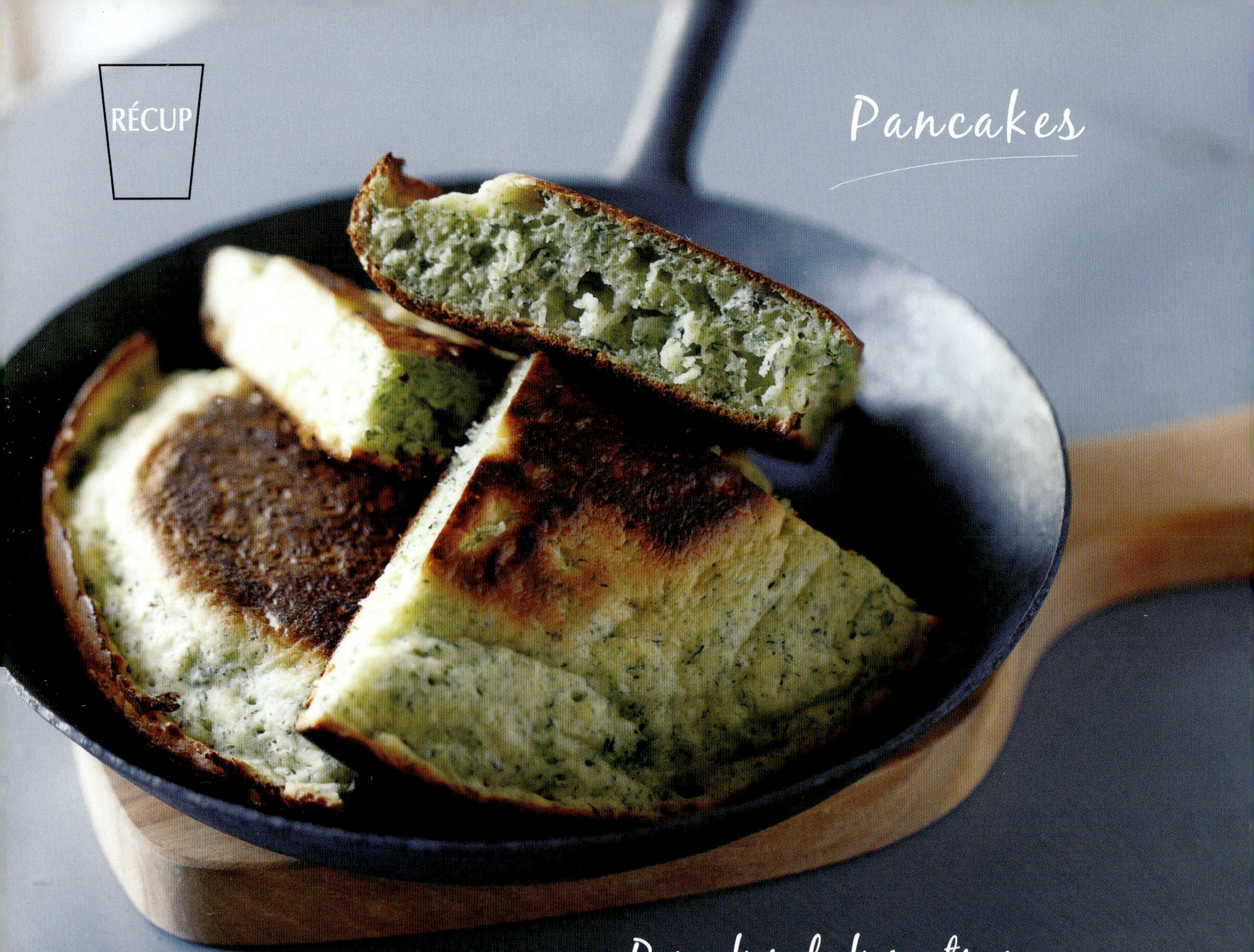

Pancakes de komatsuna

INGRÉDIENTS POUR 2 PANCAKES

50 g de résidus de komatsuna ou d'épinard
1 œuf
150 ml de lait
150 g de préparation pour pancakes

PRÉPARATION DE LA RECETTE

1. Mélangez bien l'œuf et le lait dans un bol. Ajoutez les résidus de komatsuna ou d'épinard, puis mélangez à nouveau.
2. Ajoutez la préparation pour pancake dans le bol, puis mélangez sommairement.
3. Chauffez une poêle antiadhésive. Quand elle est chaude, retirez-la du feu et laissez-la un peu refroidir sur un torchon humide.
4. Placez la poêle sur feu vif, versez la moitié de la préparation en formant un joli disque, puis laissez cuire 3 min. Retournez le disque, puis laissez encore cuire 2 min. Piquez une baguette pour vérifier la cuisson. Quand la baguette ressort sans trace de pâte, le pancake est cuit à point !

Bon à savoir

La plupart des résidus de pulpe de fruits ou de légumes peuvent être utilisés pour réaliser de savoureux pancakes. Riches en fibres, les résidus de komatsuna donnent aux pancakes une texture intéressante. N'hésitez pas à tester la recette !

Brochettes de viande hachée

INGRÉDIENTS POUR 4 À 6 PERSONNES

120 g de résidus du jus vert 4 (voir p. 44)
250 g de viande de porc hachée (chair à saucisse non assaisonnée)
1 morceau de gingembre finement haché
Quelques brins de ciboulette (ou fanes d'un oignon blanc)
1 cuill. à c. de sauce nuoc-mâm
Quelques pincées de sel fin
Quelques pincées de poivre
1 cuill. à s. de fécule de pomme de terre
Huile végétale
1 yaourt entier

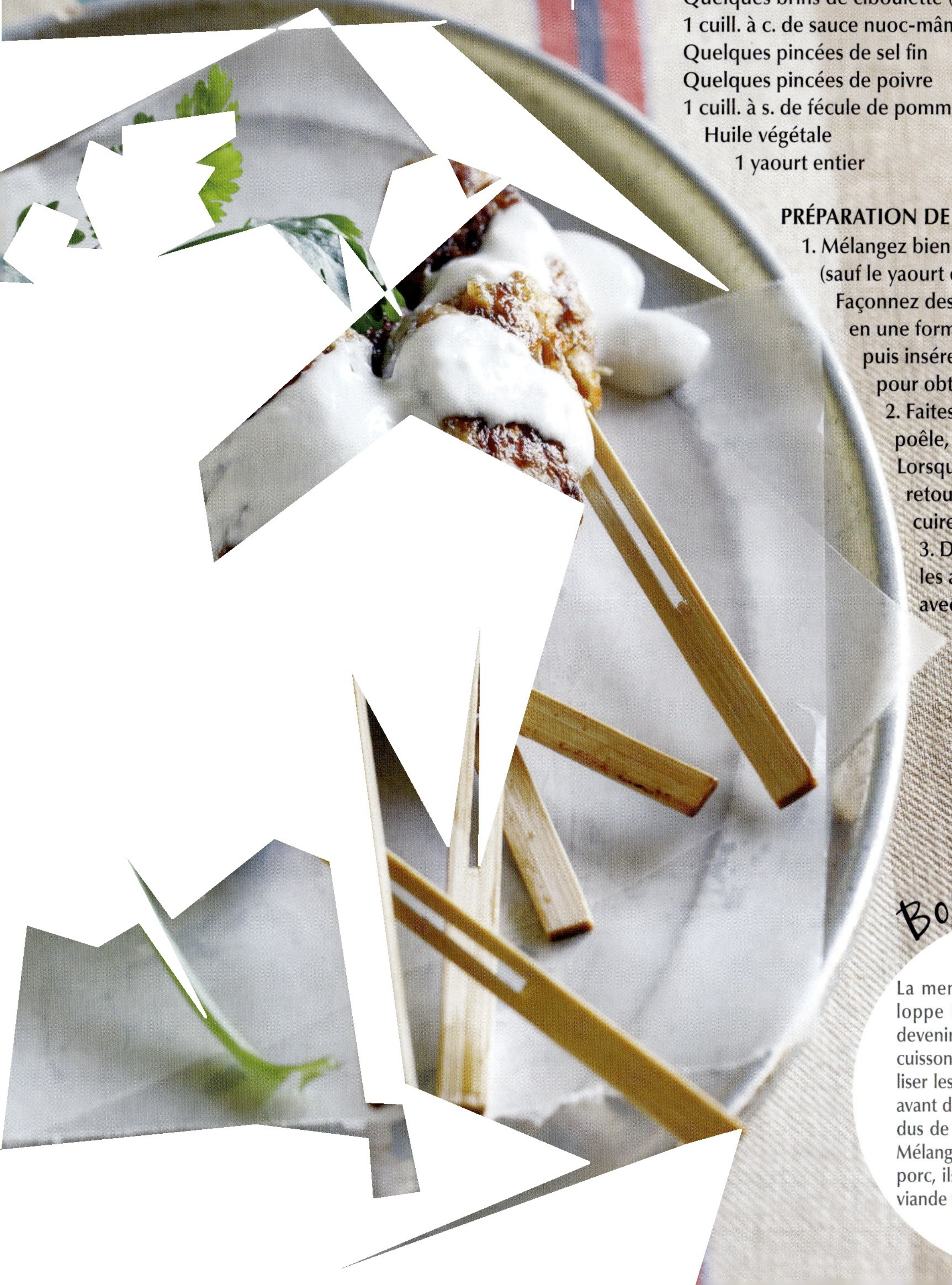

PRÉPARATION DE LA RECETTE

1. Mélangez bien tous les ingrédients (sauf le yaourt et l'huile) dans un bol. Façonnez des boulettes de viande en une forme ovale, assez allongée, puis insérez des pics en bambou pour obtenir de jolies brochettes.
2. Faites chauffer l'huile dans une poêle, puis disposez les brochettes. Lorsqu'elles sont dorées, retournez-les. Couvrez et laissez cuire pendant 5 min.
3. Disposez les brochettes dans les assiettes et nappez-les avec un peu de yaourt.

Bon à savoir

La membrane blanche qui enveloppe les agrumes a tendance à devenir beaucoup trop amère à la cuisson. Si vous prévoyez de réutiliser les résidus de pulpe, retirez-la avant de préparer vos jus ! Les résidus de pulpe sont riches en fibres. Mélangés à de la viande hachée de porc, ils donnent des boulettes de viande tendres et juteuses !

RÉCUP

Curry

Curry au poulet

INGRÉDIENTS POUR 4 À 6 PERSONNES

100 à 150 g de résidus du jus rouge 2 (voir p. 27)
600 g de viande de poulet sommairement hachée (hauts de cuisse désossés)
400 ml de tomates concassées (fraîches ou en conserve)
40 g de beurre
1 cuill. à s. de graines de cumin
A : 1 oignon finement haché
1 morceau de gingembre finement haché
1 gousse d'ail finement hachée

ÉPICES

1 pointe de piment (débarrassée de ses graines)
2 cuill. à s.de curry en poudre
1 cuill. à s. d'épices garam masala (mélange d'épices)
1 cuill. à c. de curcuma en poudre
1 cuill. à c. de coriandre moulue

600 ml d'eau
½ cube de bouillon de volaille
1 cuill. à c. de gros sel
Quelques pincées de sel fin
Quelques pincées de poivre

En garniture : riz au curcuma
Pour le décor (facultatif) : mesclun de jeunes pousses

PRÉPARATION DE LA RECETTE

1. Faites fondre le beurre dans une casserole, puis ajoutez les graines de cumin. Quand elles libèrent leur arôme, ajoutez l'oignon, l'ail et le gingembre, puis laissez mijoter sur feu vif pendant 15 à 20 min.
2. Ajoutez toutes les épices. Quand elles libèrent leurs arômes, ajoutez la viande de poulet haché et faites-la revenir.
3. Ajoutez les résidus du jus rouge 2 et les tomates. Faites revenir la préparation. Ajoutez l'eau, le demi-cube de bouillon de volaille et le gros sel. Portez à ébullition, puis couvrez. Laissez mijoter sur feu vif pendant 20 min.
4. Goûtez et rectifiez au besoin l'assaisonnement en ajoutant du sel et du poivre.
5. Dressez les assiettes en garnissant le curry de riz au curcuma. En touche finale, ajoutez quelques jeunes pousses.

Bon à savoir

Les currys sont des plats riches en épices qui activent le renouvellement cellulaire ! Les résidus de pulpe sont parfaits pour parfumer la sauce et lui donner une belle consistance !

Riz au curcuma

INGRÉDIENTS POUR 4 À 6 PERSONNES

450 g de riz rond
540 ml d'eau
1 cuill. à c. de curcuma
1 cuill. à s. d'huile de colza
2 graines de cardamome
1 feuille de laurier

PRÉPARATION DE LA RECETTE

1. Lavez et rincez le riz à l'eau froide pour éliminer en partie l'amidon qui rend les grains de riz collants. Égouttez ensuite le riz dans une passoire.
2. Dans une casserole antiadhésive à fond relativement épais, mélangez le riz et tous les autres ingrédients.
3. Placez la casserole sur feu moyen et portez à ébullition. Baissez le feu et couvrez. Laissez mijoter sur feux doux pendant 12 min. Éteignez le feu sans retirer le couvercle. Patientez 10 min : les grains de riz vont encore gonfler un peu en absorbant la vapeur.

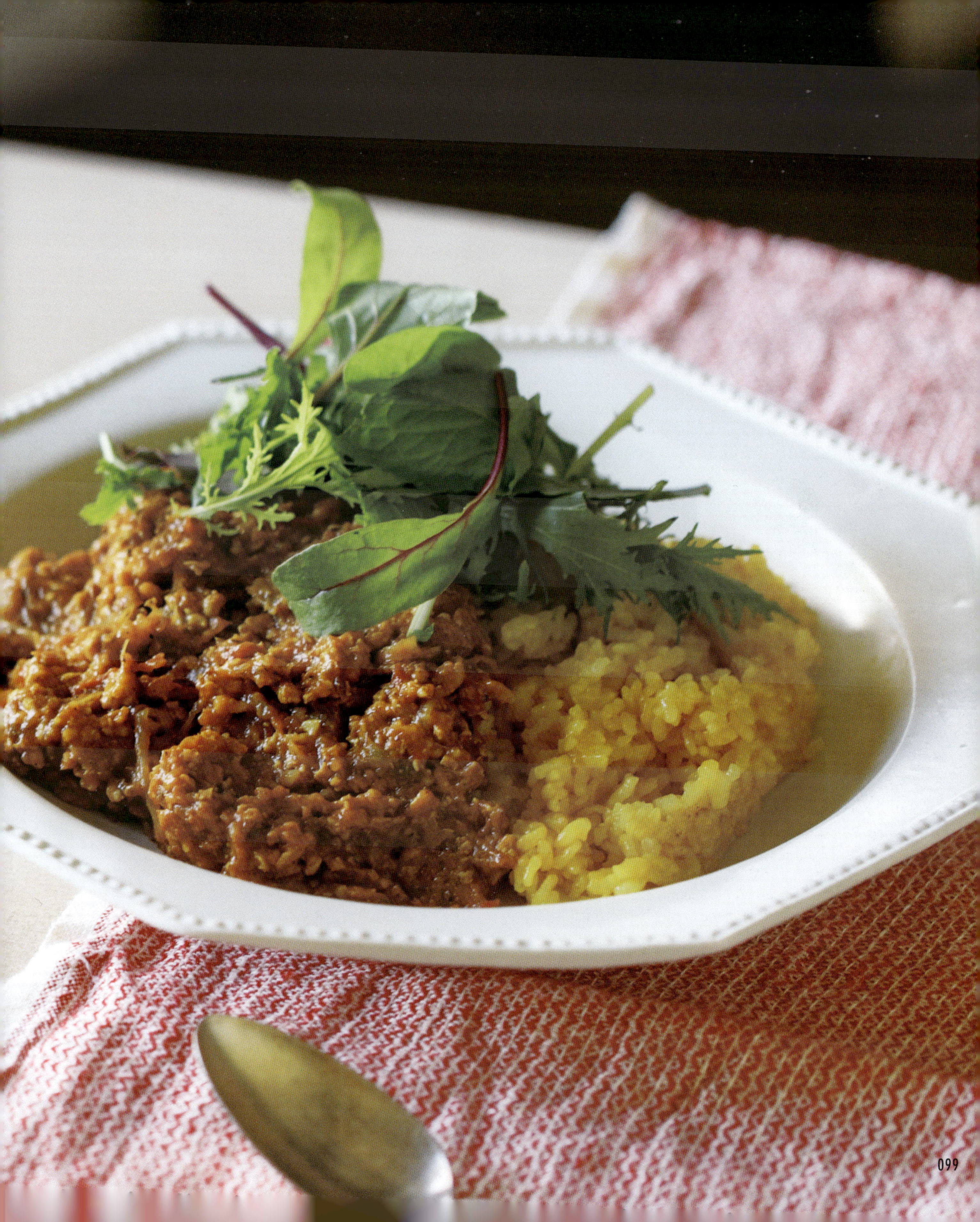

INDEX

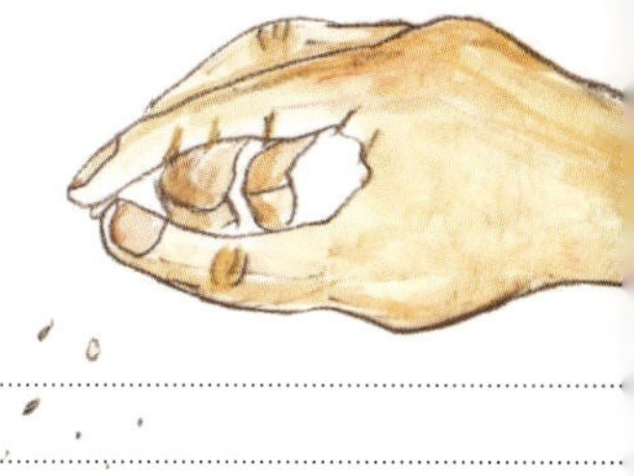

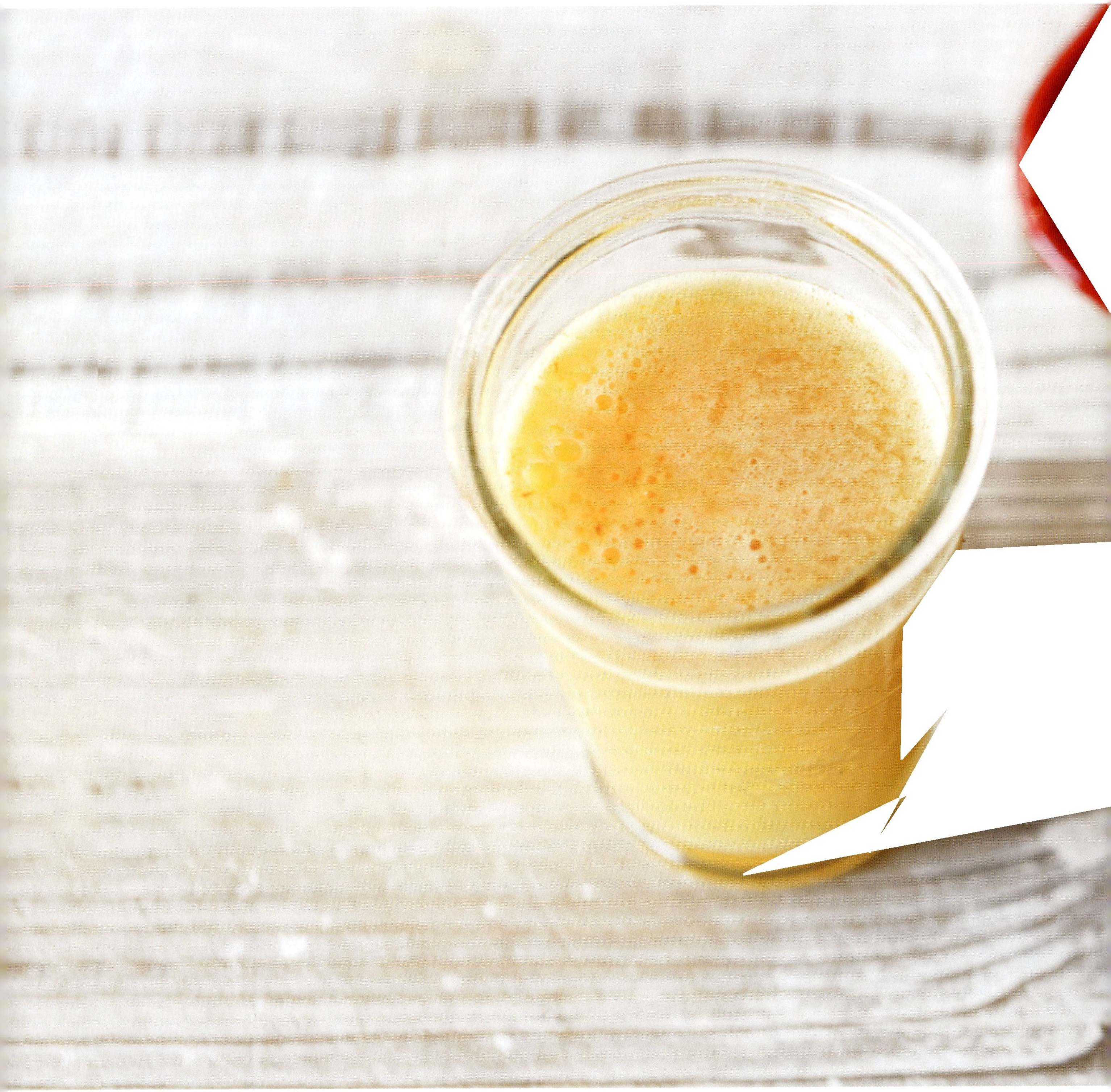

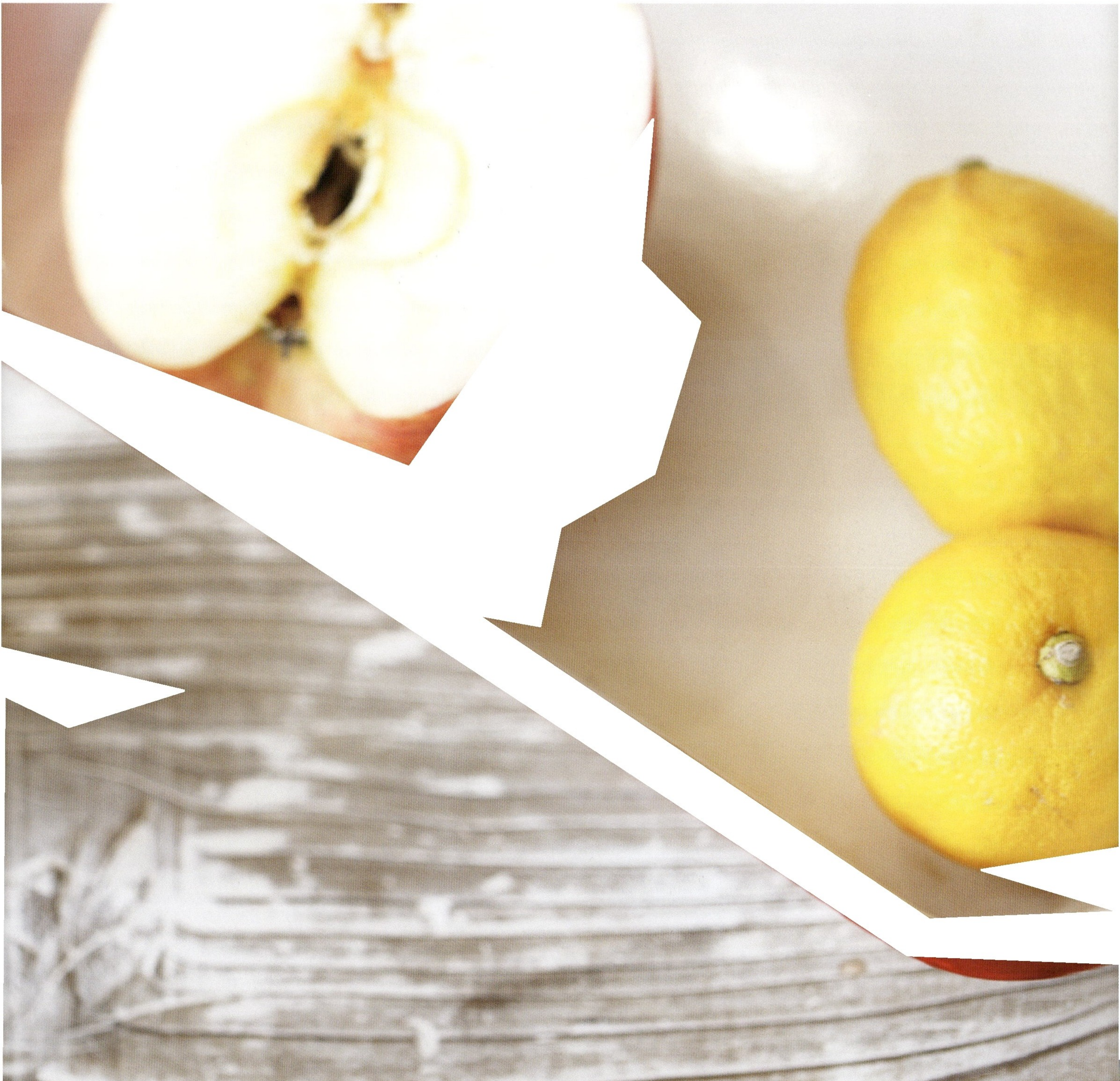

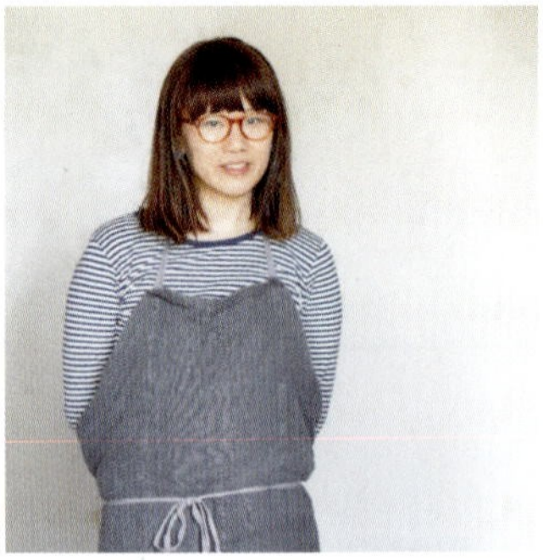

Emiko Iwamoto. Après avoir travaillé dans la mode (stylisme et beauté), Emiko Iwamoto décide de se consacrer entièrement à la cuisine. Embauchée dans la succursale japonaise de Dean & Deluca (traiteur et épicerie fine d'origine américaine), elle est chargée de l'élaboration des menus et du stylisme culinaires lors de divers événements. Elle acquiert ainsi une vaste expérience qui lui permet d'animer des ateliers. Emiko Iwamoto se passionne aussi pour l'agriculture biologique, et ses recettes font toujours la part belle aux légumes produits localement. Enfin, elle a publié plusieurs livres de cuisine qui mettent les légumes à l'honneur : *Recettes à base de lait de soja ; Smoothies au lait de soja ; Délicieuses recettes avec des légumes ; Des légumes pour vos apéritifs !*

Édition originale
Titre original : « Homemade Cold Pressed Juice » par Emiko Iwamoto

Prises de vue : Hiroyuki Goto
Illustration, stylisme : Emiko Iwamoto
Graphisme : Haruharu
Collaboration : Ringonoki
Verreries : Prato Pino, Chisa Imamura

Édition française
Traduction et adaptation : Marcia Nishio
Direction de la publication : Isabelle Jeuge-Maynart et Ghislaine Stora
Direction éditoriale : Catherine Delprat
Édition : Laure Sérullaz
Relecture : Carole Chicot
Mise en page : Catherine Le Troquier
Couverture : Véronique Laporte
Fabrication : Donia Faiz

ISBN 978-2-03-592835-1

Photogravure : IGS
Imprimé en Espagne par Estella Graficas
Dépôt légal : mai 2016
317924/01 – 11032737 – avril 2016